ESSAI

SUR LA

RÉSECTION DU GENOU

(Cas de tumeurs blanches et de difformités.)

PAR

Albert PICARD,

Docteur en médecine de la Faculté de Paris,
Ancien interne des hôpitaux de Paris.

PARIS

V. ADRIEN DELAHAYE et Cᵒ, LIBRAIRES-ÉDITEURS

PLACE DE L'ÉCOLE-DE-MÉDECINE.

1875

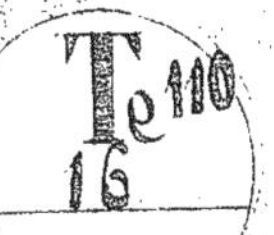

ESSAI

SUR LA

RÉSECTION DU GENOU

(Cas de tumeurs blanches et de difformités.)

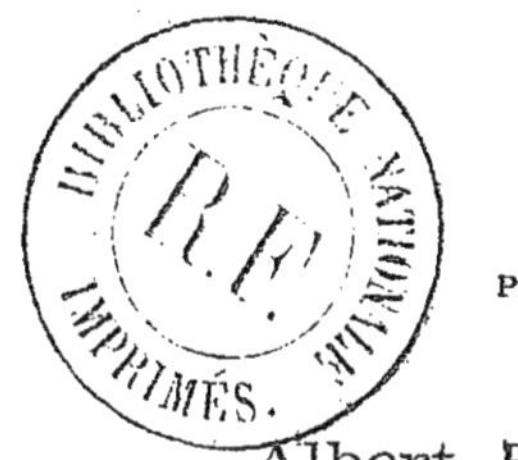

PAR

Albert PICARD,

Docteur en médecine de la Faculté de Paris,
Ancien interne des hôpitaux de Paris.

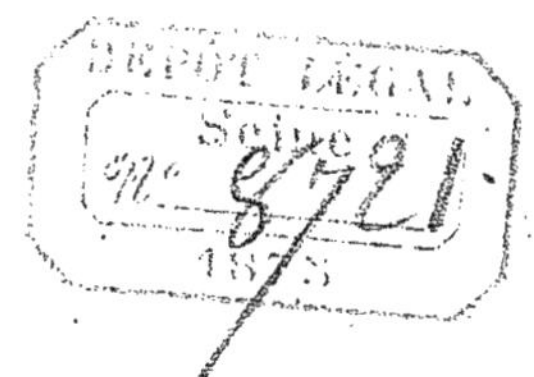

PARIS

V. ADRIEN DELAHAYE et Ce, LIBRAIRES - ÉDITEURS

PLACE DE L'ÉCOLE-DE-MÉDECINE.

1875

ESSAI

SUR

LA RÉSECTION DU GENOU

(Cas de tumeurs blanches et de difformités.)

La résection du genou a été pratiquée pour la première fois en Angleterre, par Filkin, de Northwich (1762), pour la seconde fois par Park (1781). Introduite en France par les deux Moreau, elle fut jugée peu favorablement et resta une opération d'exception. Jusqu'en 1850, en France, en Angleterre et en Allemagne, elle avait été pratiquée seulement trente fois, et avec des résultats peu encourageants.

C'est à cette époque (1850) que Sir William Fergusson, Jones (de Jersey), et Mackenzie obtinrent un certain nombre de succès éclatants et réussirent à faire adopter la résection par leurs compatriotes. Aujourd'hui, cette opération est faite journellement en Angleterre, en Amérique, et dans plusieurs villes d'Allemagne. Elle n'a pas réussi à entrer dans la pratique française; en 1869, le nombre des résections faites en France était de 32 (1). Depuis il s'est peu accru. Voici les seules opérations, faites à Paris, dont j'ai eu connaissance : trois cas de Richet (1872, deux cas 1875), guéris ou en traitement, un cas de Lefort (1872), mort, un cas de Péan (1875), mort, un cas de Gosselin (1874 ?), mort. En tout 6 opérés avec 3 morts. Peut-être y a-t-il eu quelques

---

(1) Pénières, thèse de Paris, 1869.

autres opérations faites en province, ou même à Paris, mais assurément elles sont peu nombreuses.

Tant que la pratique chirurgicale reste, sur ce point, si différente entre les Anglais et nous, il ne me paraît pas inutile, de signaler les résultats obtenus par nos voisins. Ils sont assez remarquables pour mériter l'attention.

J'ai l'intention, dans cette thèse, d'étudier seulement la résection complète du genou, appliquée au traitement des tumeurs blanches ou des difformités avec ou sans ankylose.

Ce travail est divisé en trois parties :

Dans la première, j'étudierai les résultats donnés par l'opération : je comparerai, autant que cela est possible, cette méthode aux autres modes de traitement des tumeurs blanches ; puis je m'efforcerai de signaler les conditions locales et générales qui rendent l'opération nécessaire et permettent d'espérer un succès.

Dans la deuxième partie, je décrirai le procédé opératoire, les appareils et les pansements employés par MM. Howse et Lister, dont les succès sont spécialement remarquables.

Enfin, dans la troisième partie, j'énumérerai les procédés opératoires, les appareils qu'on peut employer mais qui me semblent inférieurs aux précédents. Quelques détails statistiques et des observations, dues pour la plupart à l'obligeance de M. Howse, termineront cet appendice.

PREMIÈRE PARTIE

1° Résultats de la résection.

Les résultats donnés par la résection du genou peuvent être étudiés à plusieurs points de vue; on doit savoir, d'abord, combien d'opérés survivent, puis s'ils peuvent se servir de la jambe opérée, et s'ils le peuvent, combien de temps après l'opération.

On peut étudier la mortalité dans les hôpitaux de Londres, c'est-à-dire dans des conditions hygiéniques analogues à celles que pourraient présenter nos hôpitaux.

Dans quatre grands hôpitaux de Londres (Bartholomew's, Guy's, Saint-Thomas, Saint-Georges), on trouve, pendant les quatre dernières années, 96 cas de résection du genou avec 18 morts (19 pour 100).

Si l'on réunit les observations publiées dans les recueils périodiques, on obtient une proportion de décès beaucoup plus faible. Mais ces faits n'ont plus la même valeur que les précédents, les chirurgiens malheureux étant généralement dédaigneux de la publicité.

Voici d'ailleurs le total des faits que j'ai pu recueillir (depuis 1869) (1).

Hôpit. de Londres (1870 à 1874), 96 cas, 17 morts, 2 amp. 1 mort.
Hôpit. de province (1870), Angleterre, 25 cas, 4 morts, 2 amp.
Obs. div., 82 cas, 9 morts, 7 amp., 1 mort, 1 réexcision.
Total : 203 cas, 30 morts, 10 amputés, 2 morts, 1 réexcision.

Ce qui donne un total de 203 cas (2) avec 32 morts, dont 2 après amputation. Mortalité 16 pour 100. En ajoutant ces faits aux 431 réunis par Pénières, on a 634 cas avec 164 décès ou 26 pour 100.

On peut constater que, soit que l'on prenne les statistiques des hôpitaux ou les observations publiées, la mortalité a considérablement diminué dans ces dernières années. Avant 1850, elle était de 52 pour 100; jusqu'en 1869 elle est restée à 27 pour 100 (Swain, Pénières), depuis cette époque elle est de 19 pour 100 dans les hôpitaux de Londres, et d'environ 10 pour 100 dans les hôpitaux de province (3).

Ce progrès considérable est dû en partie à quelques modifications apportées dans le manuel opératoire et dans la disposition des appareils. Mais il est dû surtout à l'adoption plus générale du pansement de Lister et à la période moins avancée de la maladie à laquelle on

(1) Pour les détails, voir Stat., p. 61.

(2) Ces nombres ne comprennent pas 19 cas de Howse et plusieurs de Lister dans lesquels la mortalité est nulle, ils ne comprennent pas non plus les cas de résection pour difformité.

(3) Cette faible mortalité dans les petits hôpitaux de province avait été constatée dès 1867 (Arch., Langenbeck, 1867).

opère. Il est naturel que les chirurgiens fassent plus tôt une opération moins grave, et cette précipitation même vient encore améliorer les résultats.

C'est grâce à la réunion de ces conditions heureuses que quelques chirurgiens obtiennent des succès tout à fait remarquables. Il est probable que si l'on prenait uniquement les cas des chirurgiens qui emploient le pansement de Lister, la mortalité descendrait au-dessous de 10 pour 100, même à Londres. M. Howse, de Guy's Hospital, avait fait, au mois d'août 1875, 27 résections du genou. Sur ce nombre, 2 opérées seulement sont mortes, l'une de méningite tuberculeuse, l'autre à la suite de complications malheureuses indépendantes de l'opération (1).

Le professeur Lister, peu partisan de la résection il y a peu d'années, a changé d'opinion depuis que son pansement a complètement modifié les suites de l'opération. Dans les résections qu'il a pratiquées dans ces dernières années, il n'a point eu de cas de mort (2).

Mais le but de la résection n'est pas uniquement de sauver la vie; son but réel est de sauver un membre compromis sans faire courir de trop grands dangers au malade. C'est ainsi qu'on la pratique dans des cas où la vie n'est nullement en péril, uniquement pour rapprocher l'époque d'une guérison qui, sans cela, pourrait être indéfiniment reculée.

Réussit-on à conserver à l'opéré un membre utile? Il faut d'abord retrancher les cas où l'amputation secondaire devient nécessaire. Elle peut être faite peu de jours après l'opération pour sauver la vie du malade

(1) Voir obs. 7 et 8.
(2) J. Lucas Championnière, C. O.

compromise par une opération trop tardive; on la fait aussi plus tard, lorsqu'il n'y a point de tendance à la guérison, lorsque la suppuration continue et que le malade s'affaiblit.

La proportion des amputations est faible dans les faits que j'ai recueillis; il se peut que dans les statistiques souvent brèves des hôpitaux, quelques cas n'aient pas été rapportés. En prenant seulement les faits publiés avec détail, on trouve 7 sur 82 ou 1 sur 12. La statistique de Pénières (1) donne 1 sur 9. L'amputation est plus rare aujourd'hui parce qu'on opère plus tôt; elle est en effet surtout fréquente dans les cas anciens: les os trop malades ne peuvent s'unir et il en résulte une interminable suppuration.

La mortalité après l'amputation secondaire est relativement faible; c'est ce qui fait que quelques chirurgiens ne craignent pas les résections *d'essai*. La mortalité est de 22 pour 100 dans les faits de Pénières, et de 2 pour 11 dans les nôtres.

La réexcision, de même que l'amputation, est pratiquée chez les opérés qui n'ont pas de tendance à guérir après une première opération ou qui ont une récidive après ankylose fibreuse. Elle a été surtout conseillée par Sir W. Fergusson; elle ne peut être pratiquée que si les forces du malade sont bien conservées. Elle n'est notée qu'une seule fois dans tous les faits que j'ai recueillis, et l'amputation dut être pratiquée quatre mois plus tard. Pénières rapporte 10 cas de réexcision ou 1 sur 43.

Tous ces faits d'amputation et de réexcision ne comprennent guère qu'un dixième des cas.

(1) Pénières. Thèse de Paris, 1869.

Ceux qu'on n'ampute pas ou qu'on ne résèque pas de
nouveau n'ont pas toujours pour cela un bon membre.
Assurément il est meilleur qu'avant, puisque l'opéré
n'a plus besoin de l'intervention chirurgicale ; mais la
jambe est d'une utilité médiocre et n'est pas comptée
pour bonne. On ne peut juger, et très-imparfaitement,
du nombre de ces cas qu'en tenant compte des guérisons parfaites, dans les statistiques détaillées. Butcher
sur 25 guérisons a 17 guérisons parfaites, Gant (1)
33 sur 41, Humphry 22 sur 33 (2). Il est probable que
les opérés dont la jambe est imparfaitement guérie,
voient souvent leur membre devenir utile, du moins
l'on n'entend plus parler d'eux.

Les opérés considérés comme bien guéris et avec un
membre utile sont ceux qui ont une ankylose osseuse.
C'est là le but que les chirurgiens cherchent à atteindre
après une résection. Les tentatives faites pour obtenir
une articulation mobile ont toutes échoué malheureu-
sement, sauf dans deux cas (Fergusson, Langenbeck).
Le professeur Lister pense qu'il réussira peut-être à
conserver au genou sa mobilité, mais il n'a pas encore
mis son idée à exécution, et il faudra de nombreux et
de beaux résultats pour changer sur ce point l'opinion
reçue.

Ankylosés, les opérés ont une jambe d'une utilité
incontestable. On voit dans les hôpitaux de Londres
beaucoup de convalescents qui commencent à peine à
se lever et marchent déjà aisément. Un mois, deux
mois après leur sortie de l'hôpital, ils peuvent reprendre
les professions les plus actives. Beaucoup sont labou-

(1) *Lancet,* 13 mai 1871.
(2) *Med. Chir. Transactions,* 1869.

reurs (1), d'autres marins (2), certains peuvent na-
ger (3), un opéré exerçait la profession de chasseur de
chamois (4), un autre dansait, par occasion (5). Une
opérée de Sydney Jones était tellement heureuse d'une
guérison achetée pourtant au prix d'une longue conva-
lescence, qu'elle engagea à se faire opérer une de ses
amies, malade comme elle.

La jambe est utile, alors même que le raccourcissement est considérable. Il est peu prononcé d'ordinaire
(3 à 4 c.) et c'est plutôt un avantage qu'un inconvénient. Il
est possible alors de marcher sans faucher. Mais chez les
enfants, soit qu'on ait été forcé par l'étendue de la lésion d'intéresser le cartilage épiphysaire, soit, comme
on l'a signalé, que le travail inflammatoire ait arrêté,
avant toute opération, les fonctions de ce cartilage, il
arrive très-souvent que le raccourcissement est très-
prononcé. Cependant nombre d'observations ont été
publiées, prouvant que le membre reste très-utile. En
voici une de Holmes (6) : « Homme âgé de 18 ans. Résection du genou cinq ans avant. Le raccourcissement
est de 14 centimètres. Cependant c'est à peine s'il y a
de la gêne en marchant. L'opéré fait aisément 16 kilo-
mètres, et dans la rue, on a remarqué qu'il marchait
plus rapidement que les autres personnes » (7). Dans

(1) Sydney Jones, P. H. Watson, etc.

(2) Park.

(3) Park, Richard. Les opérés de Park et de Richard ont fini par se
noyer, ce qui n'arrive qu'aux bons nageurs.

(4) Rapporté par Holmes.

(5) Brotherston.

(6) *Lancet*, 24 fév. 1866.

(7) Pemberton en 1854 a eu un raccourcissement de 9 pouces, Kempe
de 8 pouces ; de tels raccourcissements gênent évidemment les fonctions

tous les cas de raccourcissement marqué, il y a un certain degré de courbure lombaire qui rend la marche plus facile (1).

Y a-t-il des récidives? Ici les renseignements sont assez insuffisants. Il est difficile, cependant, d'admettre qu'après un si grand nombre de résections, il y ait des récidives fréquentes sans que les chirurgiens en soient avertis. Beaucoup se demandent si la guérison a été définitive, mais ils ne rapportent point de cas dans lesquels elle ne l'a pas été.

Les amputations et les réexcisions, dont j'ai parlé plus haut, sont toutes faites pour des opérés non encore guéris ; une seule (réexcision et amputation, guérison) (2) est faite dans un cas de récidive, après guérison par ankylose fibreuse. C'est évidemment dans ces cas que le retour de la maladie est possible. Il est difficile de connaître la proportion des ankyloses fibreuses ; elle paraît une grande exception, mais très-souvent le malade est porté comme guéri, sans détail. D'autres fois, au bout de trois ou quatre mois, il existe entre les os un léger degré de mobilité qui disparaît plus tard (Richet) (3).

Dans la grande majorité des cas l'union est osseuse. L'opéré peut alors être considéré comme à l'abri de tout accident grave. Il arrive parfois que un ou plusieurs séquestres se forment au voisinage du point de réu-

du membre ; mais ils ne se produisent plus depuis que l'on respecte le cartilage épiphysaire dont on connaît mieux les fonctions. D'ailleurs on opère plus tôt.

(1) Swain, *Injur. of the knee*, p. 141 à 148, rapporte plusieurs exemples de jambes utiles quoique très-courtes.

(2) Gillespie. *British*, 1869, août.

(3) Pénières. *Loc. cit.*, p. 70.

nion ; des fistules peuvent persister quelque temps , mais celles-ci se tarissent en général sans amener d'accident, et quant aux séquestres, ils n'ont plus que la gravité de ceux que l'on peut trouver dans la continuité d'un os long. (Obs. XI.)

Humphry(1) a pu réussir à obtenir des renseignements précis sur un certain nombre d'opérés sortis guéris. Sur 44 malades, l'un a subi deux résections ; sept ans après la seconde opération la guérison se maintenait. Quinze malades ont été revus deux ans, huit de quatre à onze ans après l'opération. Aucune récidive ne s'est produite.

Holmes a pu aussi suivre quelques malades, et s'assurer que la guérison s'est maintenue.

Quant à l'époque de la guérison, elle est impossible à connaître exactement. Il faudrait savoir à quelle époque exacte la dernière fistule s'est tarie, et quand le malade a pu reprendre une profession active. Il arrive souvent, surtout chez les adultes, que le membre ne reprend toute sa force qu'après des mois ou des années, La jambe est utile assez rapidement, mais elle le devient davantage par l'exercice. L'une des causes de ce fait est l'atrophie musculaire, qui est due bien plutôt aux traitements prolongés précédant l'opération qu'à l'opération elle-même.

On peut du moins obtenir des renseignements exacts sur la durée du séjour à l'hôpital après l'opération, ou, ce qui revient au même, sur l'époque à laquelle les opérés peuvent marcher sans difficulté. En prenant la moyenne de 54 cas, je trouve que les malades ont pu

(1) Humphry. *Med. Chir. Trans.*, 1869.

quitter l'hôpital au bout de cinq mois ; ils peuvent se lever et marcher trois mois après la résection.

2° Résultats du traitement des tumeurs blanches dans les hôpitaux de Paris.

Le pansement ouaté de Burgræve, les appareils im-mobilisateurs plâtrés ou silicatés, la révulsion sous ses différentes formes constituent les modes de traitement des tumeurs blanches, généralement adoptés en France. Je ne parle pas du traitement général qui est le même qu'en Angleterre. Aucune des méthodes précédentes n'est dangereuse (1), et lorsqu'elles ne réussissent pas à guérir, au moins n'ont-elles fait courir aucun risque aux malades. Quant à l'amputation, ses résultats sont assez désastreux pour qu'on la fasse le plus tard pos-sible, et ceux qu'elle tue étaient déjà dans de tristes conditions.

On essaie donc, en France, de faire courir au malade le moins de dangers possible, quitte à le traiter pen-dant plus longtemps. La durée plus grande du traite-ment, lorsque l'opération n'est pas faite, me semble dif-ficile à nier. Lorsque le genou est devenu assez malade pour que l'on songe à réséquer, je crois qu'on ne peut espérer, en moyenne, guérir le malade en cinq mois. Prouver le fait par des chiffres est impossible. Une tu-

(1) Peut-être faudrait-il faire exception pour l'ignipuncture de M. Richet. Une malade de son service opérée le 14 déc. 1873 est morte de pyémie le 27 déc. Je ne sais si le fait s'est reproduit. On doit en-core ranger parmi les traitements dangereux le redressement de la jambe plus ou moins pliée et subluxée. Bryant avoue qu'il a vu beau-coup d'accidents résulter de cette pratique. J'ai eu connaissance de quelques faits de ce genre qui se sont passés à Paris ; les accidents à craindre sont une luxation du tibia en arrière ou un redoublement dans l'acuité de l'affection.

meur blanche peut être réséquée après dix ans de maladie ; l'opération n'en sera pas moins utile et ne sera pour rien dans la longue durée de l'affection. D'autre part, des tumeurs blanches peuvent guérir après deux ou trois ans, et cependant la résection, faite de bonne heure, eût pu abréger encore la maladie. On ne peut donc accorder des chiffres aussi disparates, et sous ce rapport, il faut s'en rapporter aux souvenirs des chirurgiens.

On peut aussi accorder, je crois, que les guérisons de tumeurs blanches obtenues par nos traitements sont beaucoup moins sûres que celles que donne la résection. La rareté des ankyloses osseuses pour le genou est bien connue, et Bryant a cherché à l'expliquer par la présence des fibro-cartilages interarticulaires. Tout ce que l'on peut espérer est une ankylose fibreuse, et j'ai dit qu'après la résection, un tel résultat était considéré comme un insuccès. Le tissu fibreux, formé à grand'peine, cède bientôt sous le poids du corps, la jambe se plie, le malade ne peut marcher. A propos d'une entorse, ou même du moindre choc, l'articulation, ou le peu qui en reste, s'enflamme et tout est à recommencer.

D'autres fois des fistules persistent, des séquestres avoisinent l'articulation et on hésite à les enlever. Enfin, dans beaucoup de cas, les malades se trouvent rapidement améliorés sous l'influence du repos, mais il existe dans les extrémités osseuses et surtout la tête du tibia, des cavités séquestrales qui persistent comme un foyer permanent d'irritation, et qui donnent lieu à une ouvelle poussée inflammatoire pour peu que le malade se livre au moindre exercice.

On peut noter, au sujet de la récidive, ce fait assez caractéristique. Holmes se plaint que les chirurgiens anglais ne revoient pas assez leurs opérés; en France, on ne revoit que trop ceux qu'on a cru guérir d'une tumeur blanche. Et cependant un opéré ne cesse de revoir son chirurgien que le jour où il n'en a plus besoin, tandis qu'un malade non opéré va frapper successivement à toutes les portes.

Si donc l'on veut bien admettre que nos méthodes de traitement guérissent moins rapidement et moins sûrement que la résection, il ne reste plus qu'à savoir si elles obtiennent le résultat qu'elles recherchent, la diminution de la mortalité.

On croit que si toutes nos tumeurs blanches, bénignes ou malignes, étaient réséquées, le nombre des décès augmenterait considérablement. Or, c'est ce qui n'est pas.

Je n'ai pu, pour la mortalité dans ces dernières années, obtenir de renseignements suffisants (1). Voici, pour les années 1862, 1863 et 1864, les chiffres exacts du nombre des sorties et des décès des malades affectés de tumeurs blanches. (Hôpitaux de Paris, services de chirurgie.)

Il y a eu 220 sorties, 74 décès (35 après amputation, les deux tiers des autres de phthisie), ce qui donne 294 cas avec une mortalité de 24,6 pour 100. Il est même probable que la mortalité est plus élevée, car on ne tient pas compte des malades qui, en trois ans, sont

(1) Un certain nombre de documents ont été brûlés, d'autres ne sont pas rassemblés, le bureau de statistique de l'Assistance publique ayant été supprimé depuis 1870. Je dois des remercîments à M. Demandre pour l'obligeance avec laquelle il a mis à ma disposition tous les documents qu'il possédait.

entrés et sortis plus d'une fois, non plus que des malades devenus phthisiques qui sont morts ailleurs que dans les services de chirurgie. On peut dire, il est vrai, que dans certains cas, la tumeur blanche complique la phthisie et n'est point la cause de la mort. Mais les chirurgiens ne reçoivent pas les phthisiques qui vont mourir en médecine et qui ne sont pas compris dans les nombres précédents. Dans les services de chirurgie, la phthisie naît à l'hôpital, causée par l'affection articulaire, et on réussit parfois à la guérir en opérant la tumeur blanche. J'ai vu une malade de M. Alphonse Guérin, phthisique, guérir après une résection du coude, et je rapporte un cas analogue pour le genou. (Voir obs. XIV.)

En admettant, ce qui n'est point prouvé, que la mortalité soit moins considérable depuis quelques années, il est difficile de supposer qu'elle ait diminué de près d'un quart. (On a vu que la mortalité après la résection, dans les hôpitaux de Londres, était de 19 pour 100.)

Si maintenant on retranchait des nombres donnés plus haut, les cas fréquents de tumeurs blanches bénignes, que personne n'a jamais songé à réséquer, on arriverait pour les cas graves à une mortalité effrayante, et qui doit faire réfléchir le chirurgien qui hésite devant la résection.

3° Variétés de tumeurs blanches. — Cas favorables et défavorables. Autres traitements. — Amputation.

S'il fallait faire un choix entre les différentes méthodes de traitement des tumeurs blanches, et employer l'une d'elles à l'exclusion de toutes les autres, la résection devrait, je pense, être préférée. Employée très-tôt, dans d'excellentes conditions générales, et en se servant du pansement de Lister, la mortalité serait presque nulle, et la guérison se ferait en moins de cinq mois.

Mais on hésitera toujours, et avec raison d'ailleurs, à faire une opération de cette nature avant d'avoir essayé l'effet des traitements habituels. Comme ceux-ci s'adressent précisément aux cas récents et encore peu graves, en retranchant ces cas du domaine de la résection, on ne fait que rendre plus probantes les conclusions tirées des chiffres donnés précédemment.

Quant à l'amputation, elle se fera d'autant moins que la résection sera plus en faveur, comme on peut le voir dans la statistique suivante :

Saint-Bartholomew's hospital.

Année 1863, 1864, 1865, 1866, 1867, 1868. Total. Mort 0/0.

Amp. cuisse,	22	21	24	5	9	13	84	44.04 —
Résect. du genou,	1	3	8	6	10	10	38	21.05 —

Il s'agira de déterminer ici quels sont les cas favorables à la résection, les cas où elle est inapplicable, et quels traitements on doit opposer à ces derniers.

Les arthrites aiguës suppurées ne font pas partie, à proprement parler, des tumeurs blanches. Ces arthrites ne doivent pas être opérées ; le meilleur traitement à leur opposer est l'incision large, le drainage, et l'immobilisation avec ou sans compression.

De même pour les hydarthroses anciennes avec épaississement de la synoviale. En France, on fait des ponc-

tions et la compression ; à Edimbourg, Lister (1) ouvre
largement le genou, enlève tout ce que contient l'articulation, place un drain, et au bout d'un mois les malades marchent sans raideur.

Il existe un grand nombre de tumeurs blanches,
s'étendant surtout aux parties molles, qui offrent un
certain degré d'acuité. Le genou est gonflé, rouge,
chaud ; l'affection a débuté il y a peu de temps, ou encore les symptômes aigus ont pris naissance dans le
cours d'une arthrite chronique, à propos de la moindre
cause. Ces cas sont d'autant plus défavorables à la
résection que les symptômes aigus sont plus prononcés,
et que l'existence de pus dans l'articulation est plus
certaine. Je rapporte ici même des observations de guérison dans de telles conditions, mais est-ce la règle ?
(V. obs. I et III.)

C'est dans des cas de cette nature, que Bryant (2)
vante les incisions étendues, l'ouverture large de l'articulation. C'est un excellent moyen dans les cas très-
aigus ; dans les autres, la question reste douteuse.

Après l'incision, l'ankylose se fera difficilement, et
sera fibreuse ; les extrémités osseuses plus ou moins
atteintes entretiendront une suppuration interminable.
Il n'est pas prouvé que dans des cas subaigus, les larges
incisions soient beaucoup plus inoffensives que la résection, et elles favorisent beaucoup moins la production d'un cal osseux. Bryant a publié à l'appui de sa
méthode, un certain nombre de faits favorables, mais

(1) *Journ. de méd. et de chir. pratiques*, 1875, p. 400. M. J. Lucas
Championnière a vu un chirurgien assistant de l'Infirmerie Roy. d'Edimbourg opéré de cette façon deux mois auparavant et marchant sans la
moindre gène (Com. Or.).

(2) Bryant. On Diseases of the Knee. *Med Times;* 1er janvier 1870.

ils sont peu nombreux, la guérison tarde beaucoup et la récidive se produit parfois (1).

Lors donc que la fièvre sera faible et les symptômes inflammatoires peu prononcés ou diminués par le traitement, on pourra réséquer. Je ne saurais d'ailleurs trancher absolument une question sur laquelle les chirurgiens les plus éminents ont des opinions différentes.

J'arrive maintenant aux cas de tumeur blanche proprement dits. Dans l'une des variétés, la synoviale est surtout atteinte ; c'est ce qu'on a désigné sous le nom de tumeur blanche des parties molles.

Ici encore, il y a quelques divergences. Les travaux de Brodie ont fait longtemps penser que la synoviale pouvait être très-altérée dans sa structure et ses fonctions, sans que l'os s'en ressentît ; par conséquent on pensait qu'un traitement externe devait suffire. L'opinion de Brodie fût-elle acceptée, il n'en resterait pas moins à démontrer que la compression et la révulsion suffisent toujours à guérir la maladie.

Aujourd'hui, surtout depuis les travaux de Richet (2), on sait que les fongosités synoviales ne peuvent augmenter de volume et durer longtemps sans que les cartilages et les os s'altèrent. Le cartilage s'ulcère, prend l'aspect velvétique, souvent se détache en masse; la surface osseuse à nu se carie. Aussi doit-il y avoir une limite à l'emploi du pansement ouaté et des révulsifs.

La durée de la maladie, les traitements employés devront entrer en ligne de compte dans l'esprit du chi-

(1) Bryant. Janvier 22, 1870, obs. 16. *Med. Tim.*

(2) Mémoire sur les tumeurs blanches, *Bulletins de l'Académie de médecine.*

rurgien. L'affection étant récente, rien ne saurait engager à employer de prime abord la résection. Il faut se servir du pansement ouaté, faire des cautérisations au fer rouge, plus tard de l'ignipuncture.

Si, après trois, quatre mois, l'affection persiste sans montrer de tendance à la guérison, ou si après une amélioration passagère, la maladie recommence à propos de la moindre cause, que devra-t-on faire ?

Continuer les mêmes traitements ? Mais ils ont montré leur impuissance. L'état du genou est resté le même ou bien il ne s'est amélioré que pour quelques jours ; quelquefois il s'est aggravé. Assurément rien ne dit qu'avec beaucoup de temps on n'arrivera pas à la guérison, mais n'est-ce donc rien, alors même que le succès serait assuré, que cette ignorance absolue de la durée de la maladie ?

Il m'a semblé que quand le pansement ouaté n'agissait pas rapidement et n'améliorait pas considérablement en deux ou trois mois l'état du genou, on n'avait plus grand'chose à en attendre. C'est donc à cette époque, à mon avis, que doit intervenir l'opérateur.

Si on hésite, une foule de complications vont apparaître : les décollements et les fusées purulentes, l'extension de la lésion aux extrémités osseuses, l'atrophie des muscles, toutes choses qui rendront l'opération incertaine ou impossible.

De plus, le malade s'affaiblira, son appétit diminuera, il finira par devenir phthisique, le foie et les reins subiront la dégénérescence amyloïde.

La résection n'est pas la seule opération qu'on ait opposée à ces cas malheureux.

L'incision large ne peut agir qu'à la condition qu'on

enlève les fongosités avec le doigt ou un instrument.
Après une opération de cette nature, aussi grave probablement que la résection, quel résultat peut-on espérer? L'articulation ne peut se reformer, les os, couverts
d'une partie de leurs cartilages, suppureront longtemps
avant de s'unir, et l'ankylose fibreuse sera la règle.

Un chirurgien de Saint-Georges, M. Cclarrington
Haward, a essayé depuis trois ans une nouvelle opération : il s'est basé sur des expériences et des observations de M. Pollock (1), chirurgien à Saint-Georges, qui
démontrent que l'acide sulfurique peu dilué (au tiers)
détruit les tissus peu vivaces comme les fongosités,
sans attaquer les parties saines. Ce même acide, appliqué sur un os malade, détruit seulement les points ca-
riés ou nécrosés en laissant intact l'os sain.

M. Haward a donc fait de chaque côté de la rotule,
à quelque distance (3 centim. environ), une large incision, a enlevé les fongosités avec le doigt, puis a intro-
duit dans l'articulation, d'un côté à l'autre, deux
compresses trempées dans l'acide sulfurique au tiers.
Par ce procédé, il espérait détruire les parties malades
de l'os et de la synoviale. Les résultats qu'il a obtenus
sont assez satisfaisants, mais M. Holmes, dans le seul
cas où il a employé cette méthode, a perdu son malade.
On doit donc attendre de nouveaux faits, mais on peut
dire, dès aujourd'hui, que la guérison se fait attendre
au moins six mois, et par conséquent que la béni-
gnité seule pourrait faire préférer cette opération à la
résection.

Il me semble donc que, dans les cas de tumeur
blanche des parties molles, quand après trois ou quatre

(1) Pollock. *Lancet*, 28 mai 1870.

mois de traitement on n'aura pas obtenu d'amélioration notable, il sera utile de réséquer. De même lorsque après des améliorations passagères, il y aura récidive. Les fongosités enlevées, les extrémités osseuses avivées, les conditions seront tellement favorables pour une guérison rapide, que je ne vois aucun meilleur traite-ment. Les observations de Humphry et de Henry Lee, plusieurs faits de Howse et de Sydney Jones, prouvent d'ailleurs que le succès est la règle.

Les signes auxquels on reconnaît les tumeurs blan-ches des parties molles sont les suivants : les extré-mités osseuses ne sont pas augmentées de volume, les saillies articulaires sont masquées par la synoviale considérablement épaissie, donnant au palper une sensation d'empâtement qu'on a désigné du nom de fausse fluctuation. Parfois il y a du liquide, mais en petite quantité.

Brodie a fait une distinction entre la forme fongueuse et la forme gélatineuse de cette variété de tumeurs blanches ; on ne saurait distinguer les cas en clinique.

Les tumeurs blanches des parties dures forment la variété la plus favorable à la résection (typical cases de Sydney Jones). C'est en effet l'opération seule qui pourra enlever toutes les parties malades, et le succès est presque constant. Il existe dans les extré-mités articulaires des cavités contenant des séquestres, du pus, plus rarement des matières tuberculeuses (Bryant) (1). Qu'espérer de la marche naturelle de la maladie ? Quels bénéfices peuvent donner les traite-ments usités ? Ils pourront, pour un temps, faire cesser tout symptôme inquiétant, mais l'os affecté ne guérira

____

(1) Bryant. *Med. Times*, 29 juin 1861.

pas. Il faudra que les séquestres s'éliminent, que le pus plus ou moins concret se fasse jour au dehors. Cela peut tarder indéfiniment. Les portions nécrosées de l'os sont souvent situées très-profondément, et on ne connaît pas assez exactement leur situation pour perforer l'os à leur niveau. Du moins les tentatives de ce genre, dans le voisinage d'une articulation, sont dangereuses et n'ont guère réussi.

Dans quelques cas on pourrait tenter la résection partielle, mais les résultats sont si désastreux, qu'il vaut mieux recourir à la résection totale d'emblée (Holmes (1), Pénières).

Généralement les parties molles de l'articulation se prennent soit parce que le pus vient se faire jour dans l'article, soit simplement par voisinage.

Au point de vue clinique, on reconnaît ces cas au gonflement des extrémités osseuses, à la douleur ressentie spontanément ou à la pression au niveau des parties très-altérées de l'os. Ordinairement les cavités contenant des séquestres existent dans l'extrémité supérieure du tibia, souvent à la partie interne. Ces cavités peuvent ne pas communiquer avec l'articulation et on doit être averti de ce fait lorsque l'on pratique l'opération.

La synoviale est peu épaissie, au début; plus tard elle devient fongueuse; l'épanchement est peu considérable. En un mot, dans la déformation qui résulte de l'affection c'est le gonflement des os qui prédomine.

Des fistules se forment souvent, il est assez rare qu'elles conduisent sur le séquestre.

Un symptôme sur lequel les chirurgiens anglais

(1) Holmes. *British Med. J.*, 12 oct. 1872.

insistent est l'existence de soubresauts de la jambe pendant la nuit : c'est pour eux un très-bon signe de l'existence d'une altération osseuse profonde. On provoque une douleur vive en choquant ou pressant les extrémités osseuses les unes contre les autres.

Grâce à ces symptômes, et surtout à la localisation de la douleur, on pourra souvent connaître assez exactement le siége de la lésion.

Un autre trait distinctif de la tumeur blanche des parties dures est la facilité extrême des rechutes après une guérison apparente. L'immobilisation et la compression améliorent ces malades et ne les guérissent pas. Aussi, même lorsqu'ils restent dans de bonnes conditions générales, les malades fatigués sont les premiers à réclamer une opération radicale qui, fût-ce au péril de leur vie, les guérisse d'une maladie interminable.

Il existe des variétés d'arthrite chronique qu'on ne saurait ranger dans aucune des deux catégories précédentes. Le plus souvent c'est parce que les lésions sont mixtes et intéressent aussi bien les os que la synoviale et les ligaments. Ces cas doivent être réséqués puisque les lésions osseuses sont trop profondes pour qu'un traitement externe puisse réussir à les guérir.

Sydney Jones (1) décrit une arthrite scrofuleuse de l'enfance qu'il conseille de ne pas opérer. Lui-même a transgressé ses préceptes et a réussi (2). Dans la description assez vague qu'il donne de cette variété, il n'y a guère qu'un fait qui paraisse important, c'est l'extension trop grande des altérations osseuses.

(1) Sydney Jones. *Loc. cit.*, 1870.
(2) V. obs. 15.

Cette circonstance est en effet l'une de celles qui contr'indiquent la résection et rendent l'amputation nécessaire. D'ordinaire elle ne se présente que tardivement, parfois elle succède à une ostéite qui s'est propagée rapidement à des portions éloignées de l'os. Les signes auxquels on reconnaîtra cette extension des lésions sont le gonflement de l'os et la présence de fistules conduisant sur des séquestres éloignés de l'articulation. Le gonflement dépasse de beaucoup les limites de l'épiphyse; quand il ne s'étend que peu au delà, on ne saurait voir une contr'indication absolue à l'opération, surtout chez un adulte. De même lorsque les fistules (éloignées de l'articulation) se sont taries, lorsque les séquestres ont été éliminés ou enlevés, lorsque la douleur et la tuméfaction se sont limitées au genou, un certain degré de gonflement de l'os ne saurait empêcher la résection. L'ostéite est souvent condensante, l'os est dense et suffisamment vasculaire; un cal osseux se formera. Mais si on rencontrait un os mou, friable, se déchirant sous l'ongle, il faudrait faire l'amputation.

Dans ces cas rares, la résection peut toujours être essayée, tout étant d'ailleurs préparé pour l'amputation. Les autres conditions locales les plus fâcheuses permettent de tenter la conservation du membre. La désorganisation de toutes les parties de la jointure, la présence de fistules, la destruction des ligaments, le déplacement des extrémités osseuses, rendent une intervention chirurgicale nécessaire, sans rendre la guérison d'une résection improbable.

Enfin, on devra consulter l'état général qui est souvent très-mauvais. Un malade très-affaibli ou phthisique, albuminurique, ne doit pas être réséqué.

Il y a peut-être une exception pour certaines catégories de phthisiques. Des chirurgiens ont réussi parfois (Price, Syd. Jones. Obs. 14) et le succès se voit fréquemment pour le coude. Lorsqu'un phthisique voit son affection pulmonaire s'améliorer sous l'influence d'un traitement bien dirigé et d'un régime meilleur, il est probable que la résection pourra réussir, et que cette guérison entraînera celle de la phthisie.

Le succès est loin d'être assuré ; mais je ne crois pas qu'aucun traitement donne des résultats très-brillants dans ces cas, et la chirurgie n'a pas pour but de fournir de belles statistiques.

On voit par ce qui précède que les cas réservés pour l'amputation sont peu nombreux et faciles à distinguer ; que dans les cas douteux on peut tenter la résection. On ampute quand la résection est devenue impuissante à atteindre la limite du mal (étendue des lésions osseuses), ou trop grave (phthisie, cachexie).

Il est donc difficile de tracer un parallèle entre deux opérations si dissemblables. Elles ne s'adressent pas aux mêmes catégories de malades, aux mêmes périodes de l'affection ; l'une choisit les malades, ne peut guérir que ceux qui peut-être guériraient autrement, elle rapproche et rend plus sûre la guérison ; l'autre est l'*ultima ratio* du chirurgien, l'opération des cas désespérés ; quand elle guérit, ce qui est rare, c'est bien à elle qu'on le doit. Enfin la première est prête à sacrifier beaucoup pour sauver la jambe, elle sacrifie moins qu'on ne pourrait craindre ; la seconde sacrifie tout d'abord la jambe et ne cherche qu'à sauver la vie en danger.

Malgré toutes ces dissemblances, malgré tout ce que des parallèles de cette nature ont d'artificiel, je crois utile de dire quelques mots des avantages et des inconvénients des deux méthodes. Le domaine de l'une ne peut s'étendre sans que celui de l'autre diminue ; si on hésite devant une résection, c'est souvent parce que l'amputation est là, plus avantageuse, croit-on, sous beaucoup de rapports. Il est donc bon de connaître ce que réserve l'amputation à ceux qui attendent qu'elle devienne nécessaire.

Au point de vue de la gravité, les statistiques sont en faveur de la résection (1). La mortalité est, comme on l'a vu plus haut, 19 pour 100 (dans les hôpitaux de Londres). Dans les hôpitaux de Paris, après l'amputation, dans les cas de tumeur blanche, elle était il y a quelques années de 51 pour 100. En 1873 et 1874, elle ne semble pas avoir diminué ou très-peu (1).

En Angleterre, la statistique la plus favorable à l'amputation a été publiée par Bryant (2). Elle comprend des cas rassemblés par Bryant, Mac Cormac (cas d'amputation de cuisse pour tumeur blanche). Elle donne 325 cas avec 66 décès ou 25 pour 100.

D'autres statistiques anglaises sont bien plus défavorables et on voit que, d'après la meilleure, la gravité n'est pas moindre qu'après la résection. En moyenne, elle est bien supérieure (stat. de Malgaigne, 62 pour 100, de Saint-Georges Hospital, 50 pour 100, etc.).

(1) V. pour les détails p. 61 et p. 65.

(2) Bryant. *Med. Times*, janv. 2, 1866 et *British Med.*, 1er janvier 1870.

Cela ne veut pas dire que l'amputation soit en elle-même plus dangereuse que la résection ; le contraire me semblerait plus probable. Mais on amputera toujours tard, dans de mauvaises conditions et, par conséquent, on perdra plus de malades que si on avait réséqué quelques mois ou quelques années plus tôt.

On a expliqué d'autre manière la différence de mortalité : les uns ont prouvé par de bonnes raisons que l'amputation devait être plus grave ; les autres, que la résection était plus dangereuse. Le « shock » est plus grand après la première, dit Swain, et il explique ce fait par la grande quantité de sang perdu. Le choc après la résection est bien plus considérable, répond Holmes, et il cite l'exemple des enfants qui dorment paisiblement quelques heures après une amputation. Cet auteur fait aussi remarquer que le sang perdu pendant une résection est souvent très-abondant et que des hémorrhagies secondaires sont fréquentes. Il n'est pas nécessaire d'avoir vu un grand nombre de résections pour être complètement de cet avis.

On a dit encore que la rareté relative des cas d'infection purulente, après la résection, était due à ce qu'on n'ouvrait pas le canal médullaire.

La comparaison a été faite à d'autres points de vue. L'amputation a été regardée comme préférable parce qu'elle enlève le mal et tout le mal ; dans la résection on peut ne pas atteindre tous les points malades. De plus, un bon moignon est facile à obtenir et en peu de temps ; la jambe que donne la résection ne vaudrait pas une jambe artificielle.

La première raison n'a de valeur que dans les cas restreints où la lésion osseuse est très-étendue ; même alors, une union solide a pu s'effectuer. Si plus tard on est obligé d'amputer, cette seconde opération n'en réussira pas moins bien. La résection n'est pas une préparation indispensable à l'amputation, mais il est cependant bon de connaître que la mortalité après les deux opérations (résection et amputation) est plus faible qu'après l'amputation seule.

Le temps demandé pour la cicatrisation des moignons n'est pas aussi court qu'on veut bien le dire. Holmes pense qu'en une semaine une plaie d'amputation fait plus de progrès qu'une plaie de résection en un mois. Assurément ces chiffres ne s'appliquent pas aux amputés de nos hôpitaux. En France, le séjour à l'hôpital après une amputation de cuisse est en moyenne de quatorze semaines, sept semaines de moins qu'après une résection (à Londres) (1). Au moment de leur sortie, nos amputés ne sont pas plus guéris que les réséqués de Londres. Il reste souvent des fistules, des séquestres; les mauvais moignons ne sont pas chose rare.

Quant aux jambes artificielles, l'argument n'est guère sérieux pour de pauvres diables qui ne peuvent acheter de coûteux appareils. Et, comme le dit Sir W. Fergusson, c'est une faiblesse inhérente à la race humaine de préférer une jambe de chair et d'os à une jambe de bois.

Après avoir démêlé, autant qu'il m'a été possible, les conditions générales et locales qui se prêtent plus ou moins à la résection, il reste une dernière question à résoudre. Doit-on pratiquer la résection à tous les âges ?

Au delà de 45 ans, tous les chirurgiens anglais sont à peu près d'accord pour regarder l'opération comme

(1) V. *Stat.* p. 65 et 66.

funeste. Voici les résultats des opérations faites par quelques chirurgiens audacieux. Depuis 1859, six opérations ont été faites au delà de 45 ans (Gant, Bœckel, Cabot, P.-H. Watson, Clarke, Cadge). Il n'y a eu qu'un cas de mort.

Les craintes ont donc été un peu exagérées, et d'excellentes conditions générales pourraient peut-être permettre d'opérer. Il ne faut pas oublier toutefois qu'à cet âge l'usage d'une jambe artificielle n'a pas d'inconvénients bien considérables, tandis que les dangers résultant de la résection sont sérieux.

Au-dessous de 45 ans, les résultats sont d'autant plus favorables que l'opéré est plus jeune. Au-dessus de 40, la mortalité est de 30 pour 100 (Stat. personnelle), de 47 pour 100 (Pénières). De 20 à 30, elle est de 21 pour 100 (Stat. pers.), d'environ 36 pour 100 (Pénières). Au-dessous de 10 ans, je n'ai trouvé que 4 cas de mort sur 59 opérés (voir Stat. pers., p. 64).

C'est donc chez les enfants que la résection est faite avec le moins de dangers, et si l'on considère combien une amputation est déplorable à cet âge, je doute que l'on y ait souvent recours.

Quelques chirurgiens cependant regardent l'opération comme mauvaise chez les enfants. M. Bryant oppose la mortalité donnée par l'amputation au-dessous de 20 ans à celle que donne la résection.

Voici les chiffres que donne ce chirurgien : 69 cas d'amputation de cuisse au-dessous de 20 ans lui donnent seulement trois décès (4,3 pour 100); 97 cas de résection au même âge donnent 27 décès (27,8 pour 100) (Hodges).

Mais depuis quelques années la mortalité a bien

changé ; les faits que j'ai réunis donnent 113 cas de résection au-dessous de 20 ans, avec 10 morts. Mortalité 8,8 pour 100.

En France, la mortalité après l'amputation, dans l'enfance et l'adolescence, est très-différente de celle que donne Bryant. Pendant les années 1862, 63 et 64, 23 enfants ont été amputés dans les hôpitaux de Paris (au-dessous de 10 ans, pour tumeur blanche). Il y a eu 9 décès (34 pour 100).

On ne devra pas se hâter d'opérer chez les enfants, parce que la guérison se produit souvent, même après une période de temps assez considérable. Mais lorsque l'on craindra que les lésions ne s'étendent, ou lorsque le petit malade s'affaiblira, la résection devra être préférée à l'amputation.

La crainte d'atteindre le cartilage épiphysaire n'est pas une contr'indication ; elle doit engager seulement à ne pas s'abstenir trop longtemps. Mais s'il fallait enlever l'épiphyse, la jambe raccourcie n'en serait pas moins très-utile, et dans la plupart des cas on pourra éviter cet accident.

4° Cas de difformités.

Les difformités du genou qui, jusqu'à présent, ont rendu la résection nécessaire, peuvent être divisées en quatre espèces.

La plus fréquente est l'ankylose fibreuse avec attitude vicieuse des membres. On a compris dans cette classe beaucoup de tumeurs blanches imparfaitement guéries, avec adhérences plus ou moins complètes.

Hodges, qui a fait une statistique spéciale pour les

cas de ce genre, est tombé plusieurs fois dans cette faute. Pénières a fait une seconde statistique et n'a pas complètement évité le même écueil (1). Cependant sa statistique est faite avec plus de soin que la précédente et on peut admettre ses conclusions comme représentant assez bien la vérité.

On pourra le plus souvent, dans les cas d'ankylose fibreuse, rendre toute opération inutile en maintenant la jambe dans une bonne position par des appareils spéciaux. Si la flexion de la jambe est considérable, il sera préférable de recourir à la résection d'emblée, et on devra éviter le plus possible le redressement du membre, au moins par les méthodes violentes. L'extension graduelle peut ne pas réussir, mais elle est à peu près inoffensive. Ce qu'elle amène souvent est un déplacement du tibia en arrière, mais cela ne pourra pas beaucoup compliquer l'opération.

Les ankyloses osseuses avec flexion méritent, bien mieux que les précédentes, d'être distinguées des tumeurs blanches. En effet on a affaire à un os sain, et une opération seule peut redonner à la jambe une direction rectiligne. Little a proposé d'avoir recours à une section sous-cutanée de l'os à l'aide du ciseau (*Chiselling*). Cette méthode a trouvé peu de faveur.

L'opération, dans ces cas, mérite bien le nom de cunéiforme que lui a donné Meyer (2). Je ne comprends pas très-bien cette opération appliquée aux cas d'ankylose fibreuse (Pénières), dans lesquels, il me semble, la section des os doit se faire comme dans les cas de tumeurs blanches.

(1) V. Pénières, obs. de Richet, p. 92.
(2) *Archiv für Klin. Chir.*, 1854.

Une troisième classe de lésions, à laquelle la résection a été appliquée dans ces dernières années, comprend les cas d'attitude vicieuse et de déformation causées par du rhumatisme chronique (Gant, Howse, etc. V. obs. IV).

Enfin Howse a eu l'occasion d'opérer une enfant dont la jambe était à peu près inutile par suite d'un développement incomplet d'un des condyles du fémur. On a dû ouvrir une articulation saine, et l'on se trouvait dans des conditions plus défavorables que dans les cas d'ankylose osseuse ou même fibreuse. Cependant la malade a bien guéri (obs. V).

On voit, par ce qui précède, que les cas auxquels on applique la résection croissent en nombre à mesure que l'opération devient moins dangereuse.

Voici quelques renseignements sur la mortalité dans les cas de difformités :

52 opérations (ankyl. angul. fibr. ou osseuse, rhumatisme, etc.) avec 5 morts ou 9.8 pour 100. Ces faits comprennent 32 cas réunis par Pénières, 10 par Morton, 6 cas nouveaux (pour ankylose) avec 5 morts. De plus 3 cas pour rhumatisme (Gant, Howse, Curling) et un cas de Howse, pour arrêt de développement d'un condyle (voir Statist., p. 63 et obs. IV et V).

Je ne saurais donner de règle sur l'opportunité ou l'inopportunité de la résection dans les cas précédents. On devra se décider suivant le cas. Mais lorsqu'on jugera une opération nécessaire, la résection donnera de meilleurs résultats et fera courir moins de risques que l'amputation.

Dans de telles circonstances, on doit tenir compte de l'âge du malade, du degré de difformité, de la gêne éprouvée. Un homme mis dans l'impossibilité de travailler a bien le droit de courir quelques risques pour recouvrer l'usage de sa jambe. On risque tous les jours sa vie pour un objet moins important; il est vrai que c'est sans demander l'avis d'un chirurgien.

TUMEURS.

Deux résections du genou ont été faites par Langenbeck et Gayet pour des tumeurs du genou (carcinome et tumeur fibreuse). Les deux opérés ont succombé.

DEUXIÈME PARTIE

1° Opération.

Le patient étant couché sur le lit à opérations et endormi, la jambe malade est attirée hors du lit et fléchie à angle droit. Chez les enfants, la flexion de la jambe faite avec trop de force peut amener le décollement des épiphyses (Callender).

On fait une incision rectiligne, allant de la partie postérieure d'un condyle à l'autre, et passant en avant immédiatement au-dessous de la rotule, dont le tendon est divisé en même temps que la peau. L'incision doit se prolonger très-loin en arrière de chaque côté. La présence de fistules ne doit pas faire modifier la forme du lambeau.

On relève alors le lambeau, et quelques chirurgiens dissèquent et enlèvent la rotule et les tissus malades qui l'environnent. Il peut être plus facile de disséquer cet os lorsque les ligaments latéraux ont été divisés et l'articulation bien ouverte (1).

Puis, tandis qu'un aide maintient solidement la cuisse, un second aide tenant d'une main le cou-de-pied, pousse fortement de l'autre main la tête du tibia en avant, de façon à tendre et à faire saillir les ligaments croisés et latéraux. On sectionne ces ligaments ou ce

(1) Lorsque la rotule est intimement adhérente au fémur, on est forcé de la scier en même temps que les condyles.

qui en reste, de même que les adhérences qui peuvent exister. Il faut maintenir le couteau très-près du tibia et ne pas le porter trop loin en arrière.

A ce moment l'articulation est largement ouverte, les surfaces osseuses à nu et maintenues saillantes. On dissèque les lambeaux autant qu'il est nécessaire, en dénudant les os le moins possible. La conservation du périoste est inutile, à moins que des lésions osseuses ne soient très-étendues, et dans ces cas elle n'a pas paru donner de bons résultats (Holmes, Langenbeck, Schœmaker).

On scie alors deux lamelles osseuses de 1 à 3 centimètres d'épaisseur pour le fémur et un peu moins pour le tibia. On peut indifféremment commencer par l'une ou l'autre des extrémités osseuses. Si l'on suppose que l'un des os est profondément atteint, on le sciera le premier, et si les lésions sont trop considérables, on procédera immédiatement à l'amputation.

Pour les condyles du fémur, qui font saillie hors des parties molles, toute scie peut être employée, et on sectionnera l'os aussi aisément de bas en haut que de haut en bas (l'os étant horizontal). Pour le tibia on emploie généralement la scie ordinaire à large lame (scie de nos boîtes à autopsie), qui donne des sections plus régulières que les autres instruments (Christopher Heath). On peut avec cette scie laisser intacte une lamelle osseuse que l'on brise par des mouvements de bas en haut (tibia); ou encore, toujours pour éviter toute lésion des vaisseaux poplités (1), on place en arrière de l'os une spatule ou une sonde de Blandin.

(1) Cet accident est arrivé à Sir Will. Fergusson qui dut immédiatement pratiquer l'amputation.

Si l'on préfère scier le tibia d'arrière en avant, comme Butcher l'a proposé et comme on le fait en France, il faut employer une scie à lame étroite (scie de Butcher, de Mathieu). La scie à chaîne donne des sections irrégulières, et la moindre obliquité de la surface de section doit être évitée.

Avec une scie ordinaire il sera plus facile de tenir l'instrument parallèlement à la surface articulaire. Pour le fémur, on a une grande tendance à scier trop haut le condyle interne qui descend plus bas que l'externe. Lorsqu'on fait cette faute, le genou prend l'apparence d'un genou varus, et la marche peut être considérablement gênée.

Il ne reste plus qu'à abraser avec des ciseaux courbes les parties fongueuses de la synoviale. Holmes croit qu'il est inutile d'être trop consciencieux en exécutant ce temps de l'opération, et la résection de la hanche prouve que la présence de fongosités ne retarde pas toujours la guérison. Mais comme ces tissus doivent disparaître, il est préférable d'en enlever le plus possible.

Après avoir arrêté le sang, on place la jambe dans l'appareil choisi.

L'opération que je viens de décrire est celle que pratiquent la plupart des chirurgiens anglais. Je dois signaler les points sur lesquels il y a des différences d'opinion, en même temps que les complications qui peuvent survenir pendant l'opération.

La flexion de la jambe avant toute section est généralement pratiquée aujourd'hui. Elle a l'avantage de rompre les adhérences, de faire saillir les os, de rendre plus faciles à trouver les points de repère.

Quelques chirurgiens font passer l'incision au niveau de la tubérosité antérieure du tibia; mais le lambeau ovale n'est plus nécessaire pour bien découvrir les os, depuis qu'on prolonge très-loin la section de chaque côté. De plus, les collections purulentes se forment plus facilement sous un lambeau allongé: Sydney Jones (1) fait remarquer que les pansements sont plus faciles du côté externe, et il conseille de prolonger l'incision un peu en haut de ce côté.

L'ablation de la rotule, n'est pas encore pratiquée par tous les opérateurs. Sydney Jones se contente d'enlever avec la gouge les parties malades, et de réséquer l'extrémité inférieure de l'os, si elle gêne pour le rapprochement des lambeaux.

Voici les raisons qu'on a données en faveur de la conservation de cet os (Syd. Jones, Patrick H. Watson).

La rotule est rarement malade, elle protége le genou, son ablation rendra le membre difforme et les fonctions du triceps difficiles; sous le lambeau existera une cavité toute préparée pour les collections purulentes; la perte de sang sera plus considérable.

On peut répondre: qu'une articulation qui n'existe plus n'a pas besoin de protection, que la marche est facile et le genou peu difforme, qu'on ait enlevé la rotule ou non. De plus, la forme presque droite de l'incision réussit à prévenir la formation des collections purulentes, et l'hémorrhagie qu'on a à redouter provient des surfaces osseuses et non des parties molles. On pourra toujours se rendre maître de cette dernière.

D'autres raisons sont invoquées par les partisans de

(1) Sydney Jones. Saint-Thomas hospital Reports, vol. I, 1875, p. 435.

l'ablation : les abcès sont très-fréquents dans la bourse séreuse prérotulienne quand on conserve la rotule ; cet os n'ayant plus aucune fonction à remplir, augmente inutilement les surfaces osseuses dénudées, les chances de pyémie et la durée de la suppuration.

En consultant les statistiques publiées, on trouve que dans 48 cas où la rotule a été enlevée, la durée du traitement a été de 225 jours et de 255 dans 38 cas où on l'a conservée (Hodges). Pénières trouve une mortalité de 23 pour 100 dans les cas d'ablation, la mortalité générale étant de 30 pour 100. Enfin la rotule conservée augmente les chances d'amputation secondaire et une fois elle a dû être réexcisée (Price). Pour toutes ces raisons, il est donc préférable de l'enlever de prime abord.

La perte de sang dans une résection ne m'a pas semblé inférieure à celle qui résulte d'une amputation dans laquelle la compression a été bien faite. Si l'on emploie l'appareil d'Esmarch, la perte de sang sera plus abondante et plus difficile à arrêter après une résection qu'après une amputation.

Une hémorrhagie peu considérable survenant quelque temps après la résection a l'inconvénient de forcer à enlever l'appareil, à défaire les sutures, à imprimer au membre des mouvements qu'on doit éviter à tout prix. Il faut prendre de grandes précautions pour éviter un accident si fâcheux, et le moyen le plus sûr est encore la ligature. La torsion qui réussit parfaitement pour les vaisseaux de gros et de moyen calibre, est souvent impuissante pour arrêter l'écoulement sanguin provenant des petites artères (Holmes) (1). La

(1) *British med. J.*, 1872, 12 oct.

ligature se fera avec les « carbolized catgut ligatures » (1)
qui ont l'avantage de se résorber sans donner lieu à la
moindre irritation locale, et qui ne font aucun obstacle
à une réunion par première intention.

Les pinces hémostatiques de M. Péan (à forcipressure
de Verneuil) seraient utiles en diminuant après l'opération le nombre des ligatures à faire, mais il serait à
craindre que l'hémorrhagie ne se reproduisît. Il sera
préférable de placer une ligature partout où l'on verra
un léger suintement sanguin.

L'arrêt du sang provenant des surfaces osseuses
n'est pas toujours facile à obtenir, et rien n'assure qu'il
est définitif. Le sang s'écoule abondamment, surtout
si l'on emploie le pansement de Lister.

Pour arrêter l'écoulement, il faut laisser les surfaces
osseuses exposées à l'air, faire des lotions avec de l'eau
froide ou des solutions astringentes. Arrêtée momen-
tanément l'hémorrhagie recommence souvent au moment où, la plaie étant fermée, on met la jambe dans
l'appareil. Il faut recouvrir le [genou d'une vessie
remplie de glace, exercer une légère compression, et
disposer de chaque côté de la plaie des éponges ou de la
charpie qui reçoivent le sang à mesure qu'il s'écoule.
De cette façon on pourra éviter tous les inconvénients
résultant de la présence de sang putréfié dans le voisinage de la plaie, ainsi que les dangers produits par un
changement trop prompt de l'appareil.

En France, avant de fermer la plaie par les sutures
antérieures, on est dans l'habitude de faire la suture

(1) Cordes de boyau de différentes dimensions qui ont séjourné longtemps dans l'huile phéniquée. Quand Lister se sert de soie, il la fait
imbiber de cire phéniquée.

des os. Cette pratique a été inaugurée par Gordon Buck ; elle est regardée comme inutile en Angleterre.

Dans le cas où des fistules existent autour de l'articulation, on devra prendre des précautions particulières. L'acide phénique a la propriété de prévenir la suppuration et d'empêcher la formation de tout produit septique, mais il ne détruit pas ce qui existe déjà. Il s'agit donc d'empêcher que la suppuration qui se produit dans les fistules ne s'étende à la plaie, ou de détruire les granulations qui tapissent les fistules et entretiennent la suppuration. Lorsqu'on veut seulement atteindre le premier but, on retirera de grands avantages du lavage de la plaie et de l'injection des fistules avec une solution de chlorure de zinc au 40°. De plus, de l'huile phéniquée (au 5° ou au 10°, suivant l'irritation produite) semble préférable, comme pansement, à la gaze antiseptique pure et simple, parce qu'elle laisse dégager l'acide phénique plus facilement que la gaze, plus lentement que la solution aqueuse, de sorte que, entre les pansements qui seront fréquents (1), l'effet antiseptique continuera à s'exercer constamment (Lister) (2).

Si l'on veut détruire la membrane granuleuse qui existe dans les fistules, on aura recours à des instruments spéciaux construits d'après les indications de Volkmann ; ce sont des cuillères à bord tranchant avec lesquelles on racle les fistules, puis on panse comme à l'ordinaire. Par ce moyen Volkmann et Lister ont pu

(1) Le pansement employé dans ce cas par M. Lister est un linge (lint) trempé dans l'huile phéniquée après que la plaie et les fistules ont été lavées au chlorure de zinc. Les deux ou trois premiers jours le pansement est fait toutes les trois heures.

(2) *Lancet*, 20 mars 1875, p. 401.

éviter la suppuration dans le cas d'existence d'anciennes fistules (1).

Quant aux abcès, on devra faire les débridements nécessaires pour qu'ils communiquent avec les parties latérales de l'incision et pour que le pus s'écoule facilement. On placera un drain, si c'est nécessaire. On agira d'ailleurs comme pour les fistules.

Lorsque des fusées purulentes s'étendent en arrière du côté du creux poplité, ou même sans cela, des chirurgiens ont l'habitude de faire passer un drain à travers le creux poplité (Hutchinson). Cette pratique n'est pas sans danger, et un drain postérieur gêne pour les pansements et la mise de l'appareil. L'incision, très-étendue en arrière, suffit à assurer l'écoulement des liquides, et un drain transversal serait préférable à un drain poplité.

Une difficulté très-grande peut provenir de l'étendue des lésions osseuses. On est souvent forcé de faire plusieurs sections. On enlève les séquestres, on gouge les parois des cavités qui les contenaient, on enlève avec la gouge tous les points osseux malades. Si les cavités ainsi formées sont nombreuses, il est préférable de recourir de nouveau à la scie ; s'il n'y en a qu'une ou deux, on les réunira au bord de l'os par une sorte de rainure ou gouttière creusée dans l'os et faisant office de drain (Howse, v. obs. I).

La surface osseuse, après des sections plus ou moins nombreuses, doit être dense, vasculaire, saignant abondamment ; elle ne doit pas se déprimer sous l'ongle. En dehors de ces conditions la guérison peut s'obtenir, surtout chez les enfants (v. obs. XV). Mais si le périoste

____

(1) *Journ. de méd. et chir. prat.*, 1875, p. 402.

est decollé, le tissu spongieux infiltré de pus, ou simplement très-friable, il est préférable de faire l'amputation immédiate, l'union des os étant impossible.

On peut aussi être forcé d'enlever de nouvelles lamelles osseuses parce que la surface de section des premières est irrégulière, ou oblique, et que les os en contact ne se touchent que par des points très-limités. Je dois mentionner ici la pratique du professeur Kocher, de Berne (1), qui rend inutile l'adaptation parfaite des surfaces osseuses. Au lieu d'appliquer les os en contact intime, il les éloigne au contraire par une extension modérée. Cette façon d'agir lui donne d'excellents résultats.

Il peut arriver qu'une autre cause, la rétraction des tendons postérieurs, empêche la coaptation des deux os. Pour vaincre cet obstacle, il suffit souvent d'étendre la jambe avec force (Fergusson); si on échoue, on fera la section des tendons rétractés, surtout du biceps, qui est la cause la plus active des déplacements secondaires (Skey, Holmes, Butcher). On ménagera le plus possible le ligament postérieur de l'articulation, conservé pour protéger les organes importants placés derrière lui. Si ces moyens combinés ne réussissaient pas, on n'aurait plus qu'à scier de nouvelles portions d'os.

On doit toujours se souvenir, chez l'enfant, que l'on ne peut enlever l'épiphyse entièrement sans amener un

(1) Je dois la connaissance de ce fait à M. le Dr Niehans, de Berne. Ce chirurgien m'a aussi donné quelques renseignements sur la pratique de la résection à Berne. Là, comme en Angleterre la résection presque inconnue, il y a quelques années, est regardée comme peu grave aujourd'hui; ce changement est dû à l'époque peu avancée de la maladie à laquelle on opère, et à l'emploi du pansement de Lister.

raccourcissement considérable. Il est prouvé qu'un membre très-court peut rendre de grands services, mais on doit pourtant éviter le plus possible un raccourcissement, et il faut s'efforcer de laisser une partie, si petite qu'elle soit, de l'épiphyse. Le cartilage épiphysaire gêne d'ailleurs l'union des os et entretient la suppuration (voy. obs. 5).

Voici, d'après Konig, la distance entre le cartilage épiphysaire et la surface articulaire, aux différents âges.

Fémur.	18 ans.	16 ans.	11 ans.	nouv.-nés.
Fossette intercondylienne antérieure,	0.024	0.020	0.016	0.008
Hauteur latérale du condyle interne,	0.035	0.032	0.024	0.016
Hauteur latérale du condyle externe,	0.032	0.030	0.210	0.013
Fosse intercondylienne postérieure,	0.019	0.018	0.014	9.006
Tibia.				
Hauteur en avant,	0.044	0.042	0.038	
— en arrière,	0.022	0.018	0.015	
— latérale interne,	0.021	0.019	0.015	0.001
— latérale externe,	0.020	0.019	0.014	0.001

Pénières a trouvé notée cinq fois la résection de la tête du péroné. Je ne l'ai trouvée mentionnée dans aucun des cas que j'ai réunis.

Opération dans les cas d'ankylose.

Dans les cas d'ankylose osseuse l'opération se pratiquera de la même façon que pour les tumeurs blanches. La section de l'os sera seule différente. On enlèvera

(1) *Archiv für Klinisch Chirurgie*, 1867, p. 190 et Pénières, *loc. cit.* p. 30.

une portion d'os en forme de coin, au niveau du point de réunion. Plus haut on ouvrirait le canal médullaire.

Si après la section les surfaces osseuses étaient obliques et glissaient l'une sur l'autre, on pourrait tenter la suture osseuse ou faire une nouvelle section.

2° **Pansement.** — **Appareils.** — **Soins consécutifs.**

Le pansement appliqué immédiatement après l'opération consiste parfois en simples compresses imbibées d'eau, en oakum, sorte de filasse rendue désinfectante par des préparations diverses, surtout par du goudron. C'est un bon pansement, qui absorbe bien le pus et prévient toute odeur désagréable. Quelques chirurgiens lotionnent la plaie avec des solutions de chlorure de zinc et appliquent sur l'incision des pommades au chlorure de zinc. On a vu que cette substance avait des indications spéciales dans les cas de fistules (p. 43).

Le pansement le plus généralement employé est le pansement de Lister, mais très-souvent réduit à sa plus simple expression, c'est-à-dire à la gaze antiseptique imbibée de solutions phéniquées.

Je vais décrire avec quelques détails le pansement et l'appareil employés par M. Howse, dont les résultats heureux m'ont surtout frappé. Quoique M. Howse emploie le pansement de Lister, il y a entre sa façon de procéder et celle du chirurgien d'Edimbourg, quelques différences que je signalerai plus loin.

Le pansement de Lister est de beaucoup le meilleur qu'on puisse employer dans les cas de résection. Le pansement ouaté rendrait sans doute des services, mais il ne permettrait pas de surveiller l'état du genou et de remédier au déplacement des os.

L'appareil de M. Howse paraît aussi remplir les indications les plus importantes; la jambe est maintenue solidement et le système de suspension qui soutient l'appareil permet à l'opéré de faire quelques mouvements dans son lit.

Le membre est dans l'extension, parce que la flexion ajouterait au raccourcissement, et parce que, dans les cas d'ankylose fibreuse, la flexion s'exagérerait et rendrait le membre inutile.

Voici les dispositions que prend M. Howse; la plupart sont empruntées à Lister (pour le pansement).

Quelques minutes avant de commencer l'opération, deux aides, placés de chaque côté de la jambe, commencent à diriger sur le genou un jet d'une solution phéniquée pulvérisée (la solution est au 40°). La pulvérisation devra continuer jusqu'à ce que le pansement soit complètement terminé.

Le chirurgien enduit ses mains d'huile pour les préserver du contact désagréable de l'acide phénique. Puis il fait des frictions légères autour de l'articulation, afin que l'épiderme avoisinant s'imbibe d'acide phénique. Il fait alors l'opération en se servant pendant tout le temps d'instruments placés quelques instants au milieu du jet phéniqué. Il ne prend aucune autre précaution particulière, si ce n'est l'emploi des *cat-gut ligatures*.

L'opération terminée, la plaie est réunie en avant par un ou deux points de suture, et on la recouvre de 8 doubles de gaze antiseptique (1) (imbibée d'huile phéniquée, au 5e ou au 10e). Cette première couche est recouverte d'une seconde plus large, dépassant les limites de la plaie, et composée de plusieurs doubles de gaze antiseptique sèche. Une bande modérément serrée maintient le tout. La jambe est alors placée dans une gouttière.

Celle-ci ressemble à l'appareil de Mac Intyre, dont la partie placée sous le genou serait très-étroite et sans vis. Elle se compose de deux gouttières métalliques, l'une pour la cuisse, l'autre pour la jambe, réunies par une tige étroite et résistante. Le genou est ainsi parfaitement libre, sauf sur un très-petit point en arrière.

Au niveau du talon, la gouttière inférieure présente une échancrure, et se continue de chaque côté par une lame percée d'une rainure, dans laquelle on peut faire glisser la semelle destinée à soutenir le pied. Dans cette rainure on fait aussi passer la bande qui suspendra tout l'appareil. Plus bas encore, une petite traverse de bois sert à consolider l'appareil.

Cette gouttière est garnie de compresses imbibées de cire encore chaude (cire à cirer les parquets). La cire a l'avantage d'être résistante, malléable, de ne pas se briser et de ne pas se laisser souiller comme le plâtre.

Au-dessus de l'échancrure pour le talon une compresse pliée en plusieurs doubles et imbibée elle aussi de cire, sert à élever le talon. Afin de mieux prévenir encore toute douleur de ce côté, avant de placer la

(1) Gaze préparée avec de l'acide phénique (1 partie), de la résine (5 parties), paraffine solide (7 parties). Cette gaze se vend toute préparée à Edimbourg et à Londres au prix d'environ 30 centimes le mètre (*Lancet*, 13 mars 1875).

jambe dans la gouttière, on a soin de disposer une bandelette de diachylon en anse, maintenue par une autre bandelette en huit de chiffre. Si le malade souffrait, on pourrait élever légèrement le talon. La gouttière garnie et des bandes enduites de cire sont maintenues au-devant du feu jusqu'à ce que l'opéré soit prêt.

On place alors la jambe dans la gouttière, on remplit avec de la ouate trempée dans la cire fondue et maintenue à une température modérée, l'espace qui peut exister entre la gouttière et le membre; puis on assujettit la jambe et la cuisse avec deux bandes souples enduites de cire.

On transporte l'opéré dans son lit et le membre est suspendu dans un berceau spécial (Salter's cradle). Ces berceaux ressemblent en très-grand à nos cerceaux; sur la tige médiane supérieure glissent deux poulies réunies et soutenant en bas un crochet. On y attache une bande qui passe en bas dans la rainure de la gouttière et qui maintient le tout suspendu.

Tout étant disposé de cette façon, les mouvements de latéralité et d'arrière en avant sont possibles dans une certaine mesure; la jambe est suspendue horizontalement au niveau du tronc. En effet, le matelas est incomplet et laisse, au niveau de la jambe malade, un espace vide, qui a pour but de rendre inutile l'élévation du membre. Le déplacement du fémur en avant, si fréquent après la résection, est causé surtout par l'enfoncement du siége produit par l'affaissement du matelas. Ce résultat est favorisé par l'élévation du pied et combattu par un système de suspension, qui permet de maintenir la jambe au même niveau que le reste du corps. De plus, on évite ainsi que tout le poids de la jambe ne vienne porter sur le fémur, parfois sur un point limité. Peut-être cette pression peut-elle gêner la nutrition de portions osseuses et peut-être aussi est-elle pour quelque chose dans ces soubresauts de la jambe, qu'on a signalés sans en trouver la raison. Enfin, le pus où la sérosité fuseront moins facilement le long de la cuisse.

On ne saurait apporter trop de soins à disposer convenablement cet appareil, qui reste en place environ trois mois (Howse). Les bandes cirées doivent être modérément serrées ; une constriction trop grande rend la jambe et la plaie œdémateuses, et l'appareil devient insupportable aux malades.

M. Howse, comme la plupart des chirurgiens anglais, regarde comme très-important de laisser longtemps les opérés dans leur premier appareil. Sydney Jones, H. Watson, Humphry le laissent de 6 à 8 semaines. Comme dans le cas de fracture compliquée on agit en France de la même façon, je pense que cette pratique paraîtra très-rationnelle.

J'ai dit qu'il fallait maintenir la gouttière au-devant du feu, de même que les bandes enduites de cire. On a aussi une terrine pleine de cire fondue maintenue à une température convenable afin d'imbiber des tampons d'ouate. Il peut arriver qu'on ne puisse disposer tout cela dans la salle d'opérations. Alors voici les dispositions que l'on prend pour transporter l'opéré dans la salle où il doit rester et où tout est préparé pour le pansement.

On se sert pour le transport d'un drap solide, sorte de drap fanon, sur lequel le malade a été couché avant

Picard.   4

l'opération ; ce drap présente de chaque côté une coulisse dans laquelle on glisse deux tiges de bois qu'on réunit ensuite en avant et en arrière par des tringles métalliques. On soulève l'opéré sans secousse, une aide maintient la jambe déjà pansée ; des éponges ou de la charpie reçoivent le sang qui peut s'écouler. Un second aide continuera à donner le chloroforme, jusqu'à ce que l'opéré soit couché et l'appareil posé.

Une fois tout terminé, on ne touche plus à l'opéré jusqu'au soir ou au lendemain. On donnera de l'opium, du vin et la nourriture que le malade désirera. Pour les pansements, on devra les faire toutes les fois que la bande sera traversée par la sérosité et le sang, en moyenne toutes les 24 heures, plus souvent si c'est nécessaire. Au premier pansement on coupera la bande, on la replacera par-dessus l'appareil et on n'aura plus ensuite qu'à la dérouler. Pendant toute la durée du pansement les pulvérisateurs doivent fonctionner. Après huit jours il suffit généralement de faire le pansement tous les deux jours.

La réaction est généralement faible, parfois nulle (v. les tempér. obs. 1, 2, 4, 6, etc.). S'il y a de la fièvre, on la combattra par la quinine. Ordinairement la suppuration est nulle. Il s'écoule seulement un peu de sérosité brunâtre.

La réunion de la plaie se fait en avant par première intention. La réunion complète par première intention étant improbable à cause de l'immense étendue des surfaces osseuses, les côtés ne sont pas suturés ; la sérosité s'écoule facilement sans qu'il soit nécessaire de mettre un drain. La plaie est parfois entièrement guérie en quinze jours (Lister (1), Pick (2). Dans des cas nombreux la cicatrisation se complète après quatre, cinq semaines; dans d'autres il reste de chaque côté des fistules qui guérissent souvent très-lentement. Après la résection, comme après une fracture compliquée de plaie, le pronostic est d'autant plus bénin que la cicatrisation se fait plus rapidement.

Au bout de quelque temps (une à deux semaines) la plaie est trop vivement excitée par l'acide phénique. Sans changer le pansement, on protége la plaie par une espèce particulière de taffetas gommé (green preserving ou protective) (3) interposé entre la plaie et la gaze huilée.

Plus tard, quand l'état de la plaie permet d'écarter toute crainte de pyémie, d'érysipèle, on peut employer un pansement quelconque.

Lister a depuis quelques années fait subir à sa méthode plusieurs modifications. Voici comment il fait aujourd'hui son pansement. Dès le jour même de l'opération, ou au plus tard le lendemain, il place sur la plaie le taffetas protecteur. Il le recouvre de huit feuilles de gaze antiseptique; entre les deux derniers doubles est un tissu imperméable. Une bande roulée faite de gaze antiseptique fixé le tout, de telle sorte que les liquides qui s'écoulent traversent forcément la gaze avant d'arriver à l'extérieur (4). Les pulvérisateurs fouctionnent

(1) *Journal de médecine et de chirurgie pratiques*, p. 402, 1875.

(2) Ce chirurgien, dans ce cas, avait fait usage du pansement antiseptique. Cité par Holmes, *Syst. of surgery*, vol. V, p. 695.

(3) Taffetas vert imperméable enduit de baume copal et autres substances aromatiques solubles.

(4) *Journal de médecine et de chirurgie pratiques.*, p. 398, 1875 et *Lancet.*

pendant toute la durée de l'opération et des pansements.

Le professeur Lister n'emploie plus que rarement l'huile phéniquée (au 10ᵉ), et lorsqu'il le fait il change le pansement toutes les trois heures, pendant les premiers jours (eas de fistules, v. p. 43).

Pour les appareils, je décris, p. 59, ceux qui donnent le plus de succès. On pourrait simplement se servir d'une gouttière plâtrée fortifiée en arrière du genou par une attelle métallique. On suspendrait cette gouttière de façon que la jambe soit très-mobile tout en restant au niveau du tronc (le matelas devrait être incomplet).

Je ne crois pas inutile de rapporter ici les conseils donnés par Knight Treeves (1), qui donneront une bonne idée des précautions minutieuses prises par les chirurgiens anglais. Cet auteur conseille, pendant la durée de l'opération, de n'éponger qu'avec douceur et de scier lentement et régulièrement. L'incision doit être très-large ; il faut éviter le choc des os causé soit par la main des aides, soit par la rétraction et la convulsion des muscles. Il recommande de prendre les plus grandes précautions pour que l'appareil soit propre et puisse être maintenu longtemps en place, pour que la partie retrécie de la gouttière soit imperméable, pour que les liquides s'écoulent de chaque côté et ne remontent pas le long de la cuisse ; il ne faut pas garnir la gouttière avec de la ouate ou autres substances qui s'affaissent et changent la position des parties. Sous l'extrémité supérieure du tibia l'épaisseur des compresses doit être

numéro du 13 mars 1875 et suivants (Lister, Sur les nouvelles modifications apportées au traitement antiseptique).

(1) *Lancet*, 30 sept. 1871 et 7 oct. 1871.

plus grande afin de combattre le déplacement de cet os
en arrière. Le femur ayant de la tendance à tourner
en dehors, on devra rouler de dehors en dedans la
bande destinée à fixer la cuisse et en sens inverse pour
la jambe. Knight Treeves conseille encore l'adoption
d'un coussin spécial, en crin de cheval, très-résistant, et
divisé en deux moitiés. Sous le siége est un espacelibre
où l'on place un coussin à air; on le vide pour donner
le bassin. (Treeves.)

Quel que soit l'appareil employé, il est inutile de dire
que le chirurgien doit surveiller le déplacement des
os. Si le fémur faisait saillie, il faudrait exercer une
compression à son niveau. Si la jambe subissait un
certain degré de rotation, il faudrait rétablir le membre
dans une bonne position. Dans un cas de Howse
(v. obs. 5) une enfant indocile, en se couchant constamment sur le côté, fit tourner le fémur tandis que la
jambe restait fixée (l'appareil n'était pas suffisamment
mobile). Après la guérison le pied resta tourné en
dedans, ce qui donne à la marche de cet enfant une
apparence disgracieuse.

Il est rare que des complications générales se pré-
sentent pendant le traitement consécutif à l'opération.

Le traitement consistera en toniques, alcooliques à
doses modérées; du chloral, de l'opium. En fait d'ali-
ments ce qui fera plaisir au malade.

Comme complications locales, il peut se former des
collections purulentes; il faut surveiller attentivement
le genou, débrider de bonne heure ou faire évacuer
le pus par la plaie.

Les opérés ont quelquefois des soubresauts nocturnes
dans la jambe opérée; dans un cas cette complication

a nécessité l'amputation. Peut-être devrait-on tenter l'extension, et s'assurer que la jambe est bien immobilisée.

L'infection purulente n'existe pas avec le pansement antiseptique. Lister a eu quelques cas d'érysipèles, mais tellement rares, qu'on n'a pas à en tenir compte. (Il ne s'agissait même pas de résection.)

Les eschares sont peu à craindre quand l'état général est bon. Le matelas d'eau, trop peu résistant, sera employé le moins possible.

Il peut arriver que la suppuration soit profuse, la fièvre violente et que le malade s'affaiblisse rapidement. Il restera la ressource de l'amputation.

D'autres fois, l'opération semble donner un bon résultat immédiat, mais la plaie ne se ferme pas complètement, après cinq, six mois. L'ankylose ne se produit pas, la suppuration persiste. Fergusson pense que la guérison est possible, tant qu'un an ne s'est pas écoulé depuis l'opération. (Voir un cas de guérison après dix mois. Obs. 10.)

Beaucoup de chirurgiens n'attendent pas aussi longtemps pour réexciser ou amputer, surtout si les conditions générales sont mauvaises. En moyenne l'amputation secondaire se fait après six mois.

Dans les cas ordinaires c'est après deux mois et demi, trois mois, que l'opéré peut commencer à marcher. On soutient sa jambe par une attelle métallique postérieure à montants latéraux, ou par une gouttière en cuir se laçant au devant de la jambe. Cet appareil devra être porté longtemps, indéfiniment si l'ankylose est fibreuse.

Pour rendre la guérison plus certaine et plus prompte,

il est excellent d'envoyer les opérés à la campagne, dès que le transport est possible. L'influence défavorable de l'air des grandes villes et des hôpitaux est assez connue, et il suffit souvent que les réséqués vivent quelques semaines au bord de la mer, pour que les fistules les plus rebelles se tarissent.

TROISIÈME PARTIE

Appendice.

1º Procédés opératoires (*non décrits précédemment*).

Le procédé à une seule incision a été recommandé pour la première fois par Park dans une lettre à Pott : « Ne pourrait-on pas, dit-il, atteindre dans certains cas le but désiré en faisant une simple incision, tracée transversalement sur la moitié antérieure du genou, de façon à diviser les ligaments latéraux ? »

Mackensie a mis cette idée à exécution, et c'est son procédé un peu modifié que j'ai décrit. Ce chirurgien faisait une incision ovale, Sir William Fergusson a démontré les avantages de l'incision rectiligne. Suffisamment étendue elle découvre parfaitement les extrémités osseuses et permet l'écoulement du pus.

Les autres procédés, presque tous abandonnés, sont les suivants.

Park faisait une incision cruciale et disséquait ses lambeaux supérieurs. Puis il enlevait la rotule et divisait les ligaments latéraux.

Moreau faisait deux incisions profondes de chaque côté de la rotule ; il les réunissait par une incision horizontale passant sous cet os et disséquait le large lambeau ainsi obtenu. Trouvant la rotule malade, il l'enleva. Il ne put scier les os sans être obligé de prolonger ses incisions.

Jones (de Jersey) simplifia le procédé en faisant une incision en H dont la partie horizontale passait au niveau ou au-dessous de la rotule, suivant qu'il voulait enlever ou conserver cet os.

M. Verneuil s'est servi de ce procédé en faisant passer l'incision au-dessus de la rotule.

Butcher se sert toujours du procédé de Jones en plaçant très en arrière les deux incisions horizontales, de façon que le pus s'écoule facilement. Mais tous ces procédés multiplient les incisions sans avantage.

Langenbeck, Chassaignac, Ollier, se sont servis d'une seule incision médiane ou latérale (verticale). Heyfelder a fait une incision en Z. Résultats mauvais.

Symes a enlevé la rotule qu'il a circonscrite entre deux incisions courbes. La perte de substance est gênante pour le rapprochement des lambeaux.

Dans la résection pour enkylose angulaire, Rhéa Barton (1835), enleva un fragment du fémur en forme de coin après avoir disséqué un lambeau triangulaire à base interne. Puis il fit l'extension graduelle.

D'autres chirurgiens (Gibson, Burr, Buck) firent la résection au niveau de l'ankylose. Le lambeau fut taillé de différentes façons.

Dans les cas d'ankylose fibreuse très-serrée, l'excision de la rotule facilitera la rupture ou la section des adhérences et l'on évitera de scier les os obliquement comme dans les ankyloses osseuses. Dans ces dernières comme dans tous les cas de résection, on devra scier perpendiculairement à l'axe de l'os.

2° APPAREILS.

Presque tous les appareils employés pour la résection se réduisent à une attelle postérieure plus ou moins concave, et garnie de différentes substances. Parfois une ou deux attelles latérales contribuent à maintenir la jambe immobile. On a aussi employé les anciens appareils à fracture avec ou sans sacs de sable; les appareils à double plan incliné.

Langenbeck s'est servi du plâtre, ainsi que P. H. Watson qui a décrit un appareil utile dans la chirurgie d'armée. Il se compose d'une attelle postérieure ou gouttière peu excavée (gooch splint), présentant une échancrure pour le talon et très-rétrécie au niveau du genou. La gouttière est dans certains modèles prolongée du côté de la fosse iliaque. Une tige de fer longe la jambe en avant, présente une courbure au niveau du genou, un crochet près du cou-de-pied. Des bandes plâtrées réunissent la tige métallique et la gouttière, et le crochet sert à suspendre l'appareil. Le plâtre est recouvert de paraffine.

L'appareil de Saint-Thomas a donné de bons résultats entre les mains de Sydney Jones, Croft, etc. La gouttière est la même que celle employée par Howse Au niveau de la portion rétrécie soutenant le genou, on place entre la jambe et l'appareil une feuille de plomb taillée en croix de Malte. Deux des branches dépassent latéralement l'appareil et peuvent se relever ou s'abaisser, suivant qu'on veut soutenir ou défaire le pansement.

En outre, pour empêcher toute torsion de la jambe, une attelle verticale, large de 6 centimètres et bien garnie, part de la cuisse pour remonter jusqu'à l'aisselle où on la fixe par un beau bandage de corps très-large (1).

Certaines de ces gouttières, de la même forme que les précédentes, sont disposées de façon que la tige étroite médiane puisse s'allonger ou se raccourcir à l'aide d'une vis ou par un mouvement de tiroir. Sydney Jones adapte parfois à la portion fémorale de son appareil un bourrelet ou bande périnéale servant à faire l'extension. Ce chirurgien laisse en place son appareil seulement six semaines ; souvent les opérés peuvent commencer à se lever en ce moment. Il emploie souvent le pansement de Lister. Au-dessous de la plaque de plomb dont j'ai parlé il place une compresse enduite d'onguent de zinc (pom. à l'ox. de zinc).

Butcher, Croft, conseillent l'usage d'un bandage de corps. Ces bandages, comme ceux qu'on emploie dans les fractures de cuisse, semblent ne rien maintenir du tout ; une suspension bien faite transmet à l'articulation coxo-fémorale tous les mouvements qui autrement se passeraient au niveau du genou et est bien supérieure à ces attelles axillaires gênantes et inutiles.

Sir W. Fergusson se sert de la gouttière de Mac Intyre. C'est une attelle légèrement concave avec pièce s'allongeant ou se raccourcissant au niveau du genou (2). La semelle est mobile. Deux attelles, placées en dehors, soutiennent l'une la jambe, l'autre la cuisse. Elles sont réunies au niveau du genou par une tige de fer coudée.

On a l'habitude, avec l'appareil de Fergusson, d'élever le membre. J'ai dit plus haut les raisons qui font préférer la suspension horizontale au même niveau que le tronc.

Un appareil assez ingénieux est celui décrit par Packard (3). Il se compose d'une large attelle inférieure dont la portion médiane située sous le genou peut s'enlever latéralement par glissement. La continuité entre les deux attelles est alors maintenue par deux tiges latérales recourbées en haut. M. Richet se sert d'une attelle postérieure en bois, avec charnière au niveau du genou. Des attelles latérales s'articulent avec l'attelle postérieure et servent à maintenir le membre

(1) *Med. Times and Gaz.*, oct. 21, 1871.

(2) M. Panas a fait dessiner cet appareil dans le *Dict. de méd. et de chir. prat.*, art. Genou.

(3) *Amer. Journ. of med. Sc.*, juillet, 1870, p. 139.

immobile. On place la jambe sur un coussin un peu élevé. Roser s'est servi de la pointe de Malgaigne.

Tous ces appareils sont laissés en place de six semaines (Sydney Jones) à trois mois (Howse). M. Richet les enlève plus tôt.

Quant aux appareils qui sont destinés à les remplacer, il est inutile de les décrire longuement, et n'importe quel appareil inamovible sera bon. Les appareils en cuir sont assez commodes parce qu'ils peuvent se porter très-longtemps sans aucun inconvénient.

3° STATISTIQUE.

Les faits qui ont servi de base à cette statistique sont, d'une part, les observations publiées par les journaux anglais, d'autre part les statistiques publiées dans les Reports de quatre grands hôpitaux de Londres.

Voici la liste des journaux que j'ai consultés: *British medical Journal, Lancet, Medical Times, Braithwate's Retrospects of medicine, American Journal of medical sciences, Glasgow Royal Infirmary clinical and surgical Reports.* Tous les faits publiés de 1869 à 1874 ont été réunis, sauf ceux, assez nombreux, dans lesquels le résultat est donné à une époque trop peu éloignée de l'opération.

Je me suis aussi servi d'une statistique publiée dans le *Manchester medical and surgical Reports* pour 1870. (Cette publication n'a pas continué).

Voici la liste des hôpitaux de Londres qui publient des Reports et dont j'ai réuni les statistiques :

Saint-Thomas, de 1869 à 1873, inclus ;

Bartholomew's, de 1870 à 1874, inclus ;

Saint-Georges, de 1869 à 1873, inclus ;

Guy's, de 1872 à 1874.

Tous les faits réunis donnent un total de 203 cas avec 33 morts ou 16,4 pour 100. (Les opérations pour difformités et pour traumatismes ne sont pas comprises dans les faits précédents.)

Hôpitaux d'Angleterre : *Glasgow, Manchester, etc.*, 1870. 25 cas, 4 morts, 2 amputations, 16 p. 100.

Hôpitaux de Londres, 1869-1875. 96 cas, 17 morts, 2 amputations, 1 mort, 19 p. 100.

Observations publiées. 82 cas, 9 morts, 7 amputations, 1 mort, 1 réexcision, 12 p. 100.

Total : 203 cas, 30 morts, 11 amputations, 2 morts, 1 réexcision, ou 203 cas avec 32 morts, 16 p. 100.

La mortalité dans les hôpitaux est bien plus élevée que dans les observations publiées, parce que celles-ci comprennent les faits de chirurgiens exceptionnellement heureux (Humphry, Henry Lee), et parce que ce sont sutout les faits heureux qu'on publie dans les journaux. Ces observations comprennent 24 cas de Humphry et 12 de Henry Lee pour la plupart antérieurs à 1869 (*Medico-chirurgical Transactions*, 1869). Ils ne sont pas compris dans la statistique de Pénières (1869). De même pour 5 cas de Sydney Jones qui ne font partie ni de la statistique de Pénières, ni de celle de Saint-Thomas. 8 cas appartiennent à E. Watson et à Macleod (*Glasgow Royal inf. Reports*, 1870-72-73) ; 8 cas à Howse (voir observations). Ces faits de Howse comprennent les 2 seuls cas de mort qu'ait eus ce chirurgien sur 27 opérés, et, par conséquent, ils font paraître la mortalité plus grande qu'elle ne l'est en réalité. Enfin, 28 autres cas, de divers auteurs, ont été recueillis dans les journaux que j'ai énumérés.

Aucun de ces faits ne faisant partie de la statistique publiée par Pénières, je puis réunir et comparer les résultats.

Pénières donne 131 morts sur 431 cas (pour tumeur blanche) avec une mortaliié de 30,3 pour 100. On voit donc que la mortalité a considérablement diminué depuis 1869, d'autant plus que Pénières compte tous les faits publiés qui donnent, comme on l'a vu, une mortalité inférieure à ceux des hôpitaux. Mais, en revanche, il a réuni tous les faits pnbliés depuis le début de l'opération, et cela augmente singulièrement la proportion des décès.

En réunissant les deux statistiques, on trouve 634 cas avec 136 morts ou 26 pour 100.

Voici maintenant, à différentes époques, un tableau de la mortalité après la résection (pour tumeur blanche).

1762-1830, 11 opér., 6 morts, 54,5 p. 100.
1838-1850, 21   »   11   »   52,3 p. 100.
1850-1860, 246   »   73   »   27   »
1860-1869, 155   »   42   »   27   »   (Pénières.)
1869-1875, 203   »   32   »   16,5   »

Résection pour difformités (ankyloses angulaires, rhumatismes).

Hodges et quelques auteurs ont publié des statistiques de la mortalité dans les cas de résection pour ankylose angulaire.

Hodges, 19 cas, 8 morts, 2 amputations, 1 mort.

Lyon, 11 cas, 1 mort.

Morton, 9 cas, 1 mort.

Pénières a refait la statistique de Hodges qui comprenait plusieurs cas de tumeurs blanches. Il trouve 32 cas avec 4 morts ou 12,5 p. 100.

Plusieurs opérations ont été faites depuis cette époque. Morton (1 a réuni plusieurs cas dont 10 ne sont pas compris dans la statistique précédente (4 cas de H. Smith, 3 de Fergusson, 3 de Adams, Holmes et Morton). Enfin les six faits suivants ne sont compris ni dans la statistique de Pénières, ni dans celle de Morton.

H. Smith, F. 18 ans, guérie. *British*, mars 1873.
Humphry, F. 8 » G. *Med. chir. Transactions*, 1869.
   »   H. 38 » G. » »
   »   F. 22 » G. » »
Fergusson, F. 20 » G. *Med. Times*, 12 mars 1870. Malade encore en traitement à cette époque.
F. E. Adams, H. 14 » G. *British*, oct. 26 1872.

J'obtiens ainsi un total de 48 cas avec 5 morts, ou 10.4 pour 100. Les observations de Morton et les nôtres (16) ne donnent qu'un décès.

On peut rapprocher des cas d'ankylose angulaire osseuse ou non, ceux de rhumatisme chronique ou de toute autre altération ayant entraîné une déformation considérable du genou.

Gant F. 53 ans. Rhumat. Guérie. British, 1er mars 1872.
Howse F. 21 ans. Rhumat. G. Voir obs.
  — F. 12 ans. Déformation du genou résultant d'un arrêt de développement d'un des condyles du fémur.
Curling F. 23 ans. Rhumat. G. Lancet, 10 juill. 1869.

A propos d'un fait de Gant, Holmes a dit qu'il connaissait un cas de guérison après résection du genou, chez un rhumatisant âgé de 56 ans. Ce fait, ajouté aux précédents, donnerait 5 cas, sans décès. Total pour les cas de difformités :

53 opér. avec 5 morts ou 9.5 pour 100.

Tumeurs du genou, 2 opérations. (Langenbeck, Gayet) ont donné 2 morts.

Mortalité suivant les âges.

Voici le tableau des cas que j'ai réunis et dans lesquels l'âge était donné exactement. Cette table comprend les faits pour ankylose et rhumatisme qui diminuent la mortalité.

(1) *Amer. Journ. of med. Sc.*, 1871, p. 325.

Au-dessous de 5	18 cas	1 mort	5.5	p. 100.
5 à 9	41	3	7.8	
10 à 14	38	4	10.10	
15 à 19	16	2	12.5	
20 à 29	47	10	21	
30 à 39	13	2	15	

Au-dessus de 30 ans, la mortalité s'abaisse, mais le nombre des faits est peu considérable.

Au-dessus de 40 ans, j'ai réuni tous les faits publiés depuis 1849, on obtient 10 cas avec 3 morts ou 30 pour 100. Ces cas sont ceux de Gant (53 ans), de Cabot (62 ans), de Cadge (51 ans), de Lawson, Bœckel, Humphry. Ces cas de morts sont ceux de Cœ, P.-H. Watson et Heyfelder.

Les chiffres donnés par Pénières sont, avec une mortalité plus considérable, très-comparables aux résultats précédents.

1 à 5	18 opérés,	7 morts,	38.8 p. 100.
5 à 10	84	14	15.4
10 à 15	74	14	18.9
15 à 20	61	20	32.7
20 à 25	56	20	35.7
25 à 30	51	19	37.2
30 à 40	42	19	45.2
40 et au-dess.	17	8	47

Ces chiffres montrent que la gravité augmente beaucoup à partir de 15 et surtout de 20 ans.

Bryant a publié une statistique montrant que les tumeurs blanches sont fréquentes surtout aux âges où l'opération est peu grave.

Au-dessous de 5 ans,	98 cas.
6 à 10	101
11 à 20	160
21 à 30	111
31 à 40	69
41 à 50	46
51 à 60	25

Durée du séjour à l'hôpital après la résection.

Toutes les observations ne donnent pas d'une façon exacte l'époque à laquelle le malade peut se lever et marcher; très-peu donnent l'époque à laquelle toutes les plaies sont cicatrisées et à laquelle le malade peut marcher sans appareil, sans l'aide d'une canne, de béquilles. On a des chiffres plus nombreux sur l'époque de la sortie de l'hôpital.

Sur 54 cas où l'on trouve la date exacte du jour de l'opération et du jour de la sortie de l'hôpital, je trouve une moyenne de 21 semaines ou 5 mois.

En général, les opérés peuvent se lever au bout de trois mois. Sur 49 cas, je trouve que l'union est regardée comme solide et la marche possible au bout de treize semaines. Quant à l'époque à laquelle l'opéré peut reprendre ses occupations habituelles, elle est donnée seulement dans les cas favorables.

La statistique de Humphry est la seule qui donne les suites de l'opération plusieurs années après. La négligence des malades guéris est bien connue et rend les renseignements incomplets. Mais ce silence même et l'ignorance dans laquelle on est sur les résultats définitifs semblent démontrer que la guérison se maintient.

Amputation.

Tumeurs blanches dans les hôpitaux de Paris pendant les années 1862, 1863 et 1864 (sorties et décès).

294 cas avec 74 décès ou 24.6 p. 100. 35 de ces décès environ, ont suivi l'amputation, les autres sont dus en grande partie à la phthisie pulmonaire.

Le nombre total des amputations de cuisse faites dans les hôpitaux (mêmes années) est le suivant.

124 cas avec 68 décès ou mortal. 54 p. 100. Sur ce nombre, 73 amputations pour affections chroniques, dont 60 pour tumeurs blanches du genou.

73 amputés, 37 morts ou 52 p. 100.

La mortalité ne semble pas avoir considérablement changé dans ces dernières années. Le bureau de statistique de l'Assistance publique ayant été supprimé depuis 1870, les documents qu'on a eu l'obligeance de me communiquer sont incomplets, et la statistique qui va suivre est moins certaine que la précédente. Mais si elle est fausse, l'erreur diminue certainement la mortalité. Dans 4 cas, le résultat n'est pas donné ; ils sont comptés comme guéris. Toutes les amputations ont été faites dans les années 1872 et 1873, pour des affections non traumatiques, presque toujours des tumeurs blanches du genou. Un certain nombre de faits font probablement défaut.

39 amp., 18 morts ou 46 p. 100. Cause des décès, infection purulente ou érysipèle.

Quant à l'âge, il ne diminue pas la mortalité d'une façon aussi heureuse qu'on eût pu l'espérer chez les enfants. 23 enfants au-dessous de 10 ans ont été amputés de 1862 à 1864; il y a 9 décès ou 34 p. 100 (tum. bl.).

Enfin, en prenant la moyenne du séjour à l'hôpital après l'opération, dans 27 cas de guérison (cas de 1873, 1864, 1863), je trouve une moyenne de quatorze semaines et demie, un mois et demi de moins qu'après la résection.

Bryant donne la mortalité suivante pour l'amputation de la cuisse. C'est la plus heureuse qu'on ait publiée (faits réunis par lui et Mac Cormac).

325 cas, 66 décès, ou 20 p. 100 (1).

Seconde statistique du même auteur (2).

Au-dessous de 20 ans,	69 cas,	3 décès,	4.3 p. 100.
Au-dessus —	119	38	32.

On voit que cette statistique, si favorable à l'amputation, ne s'éloigne pas beaucoup des résultats donnés aujourd'hui par la résection.

Observations.

La plupart des observations qui suivent m'ont été communiquées par M. Howse, chirurgien de Guy's Hospital, qui m'a donné tous les renseignements nécessaires avec la plus extrême obligeance. J'ai pu voir opérer et suivre un certain nombre de ces malades. Pour les anciennes opérations, j'ai rapporté quelques observations dans lesquelles sont compris les deux seuls cas de mort qu'ait eus M. Howse (sur 27 opérés).

J'ai aussi traduit trois observations intéressantes de Sydney Jones.

Obs. I. (Inédite.) — M. Howse, Guy's Hospital : Arthrite suppurée. Résection. Guérison.

S..., âgée de 20 ans, mariée, entre le 20 mai 1875, salle Dorcas.

Elle a commencé à souffrir du genou il y a huit ans. La douleur disparut rapidement ; elle reparut l'année suivante pendant quelques jours.

(1) *British Med. Journ.*, 1ᵉʳ janv. 1870.
(2) *Med. Times*, 2 janv. 1869.

Depuis cinq ans la souffrance est devenue vive, surtout lorsque la malade cherche à ployer sa jambe ; elle a commencé il y a cinq mois à porter une genouillère. Depuis la même époque les symptômes se sont aggravés.

A l'entrée de la malade la jambe est dans l'extension ; l'articulation très-gonflée et douloureuse, surtout de chaque côté et au sommet de la rotule. Le genou est déformé, la jambe a subi une légère rotation en dehors. La température au niveau du genou est plus élevée que de l'autre côté.

4 juin. Résection. Pus en grande quantité. La rotule est disséquée ; on scie une lame du tibia, et comme deux points malades sont aperçus sur la surface de section, on les enlève et on réunit les cavités obtenues au bord de l'os par une gouttière creusée à la gouge, de façon à faciliter l'écoulement du pus, s'il s'en forme. On enlève ensuite une portion des condyles du fémur, et comme il reste une petite place malade, on l'enlève et on la réunit au bord par une autre petite gouttière.

Les vaisseaux sont tordus. Les cartilages semi-lunaires ont presque entièrement disparu. Pansement de Lister.

Le 5. Même pansement. P. 116. T. normale.

Le 7. P. 88. T. normale. — Pilule d'opium.

Le 8. T. 37°,3. Peu d'appétit.

Le 9. P. 92. T. 37°,4. Appétit meilleur.

Le 11. T. 37°,4.

Le 14. Quelques douleurs. Purgation.

Le 17. Douleur. T. 39°,4. Pouls 90. On enlève les sutures.

Le 18. La douleur et l'élévation de température paraissent devoir être attribuées à la pression du bandage qui est trop serré.

Le 19. T. normale. Pas de douleurs.

Le 23. Crainte d'eschare, on met un matelas d'eau.

Le 29. La malade se sent très-bien. L'incision est presque guérie ; l'écoulement séreux à peu près nul. Pas de fièvre.

17 juillet. La plaie n'est plus pansée que tous les deux jours.

4 août. La plaie est guérie. M. Howse, suivant son habitude, attend que trois mois se soient écoulés avant d'enlever l'appareil.

OBS. II. (Inédite.) — M. Howse : Tumeur blanche. Guérison.

Emma H..., 21 ans, mariée, entre le 17 mars 1875, salle Martha. Elle a commencé à souffrir dans l'aine et dans le genou droit depuis quatre ans et demi. La cause, d'après le médecin, aurait été un rhu-

Picard.   5

matisme articulaire aigu. Elle resta six mois couchée, et recommença à travailler.

La douleur et le gonflement augmentèrent.

A son entrée le genou est très-gonflé et douloureux. Mouvements impossibles. Le tibia et le péroné sont déplacés en arrière, et ont subi un mouvement de rotation en dehors.

30 mars. Résection. Les lambeaux sont disséqués, la rotule enlevée; la tête du tibia est sciée et ensuite la partie inférieure des condyles du fémur. Les ligaments croisés ont disparu, les cartilages recouvrant la rotule et le tibia sont ulcérés, détachés ou disparus. Le reste est peu atteint.

Le 31. P. 124. T. 37°,3. Douleur, nausées.

1er avril. P. 120. T. 37°,8. Douleur.

Le 2. P. 144. T. 37°,3.

Le 3. P. 136. T. 37°,8. Douleur vive. Pas d'appétit.

Le 4. T. 37°,9.

Le 5. P. 144. T. 37₀,3.

Le 7. P. 104. T. 36°,4.

Le 8. P. 120. T. 37°,4.

Le 9. P. 108. T. 37°,5.

Le 10. P. 120. T. 38°,2.

Le 12. P. 128. T. 37°,3. La douleur est toujours vive.

Le 14. P. 128. T. 38°,1. Constipation. Séné.

Le 15. P. 136. T. 38₀,2. Plaie en bon état, peu d'écoulement.

Le 16. P. 128. T. 37°,7. Diarrhée. Astringents.

Le 17. P. 128. T. 37°,3.

Le 19. P. 136. T. 37°,6. Diarrhée arrêtée.

Le 20. P. 112. T. 37°,5. La plaie suppure très-peu.

Le 21. P. 96. T. 37°,7.

A partir de ce jour la fièvre reste peu prononcée.

7 mai. La plaie est en grande partie réunie.

Le 14. Reste un trajet fistuleux au côté interne suppurant très-peu. Cette fistule est fermée le 31 mai. Une autre au côté externe ne se ferme que le 16 juin.

22 juin. L'appareil à résection est enlevé. On le remplace par une simple attelle postérieure.

Le 29. La malade prend de l'embonpoint.

6 juillet. Elle peut lever sa jambe sans aide.

Le 16. Se lève pour la première fois, trois mois et demi après l'opération.

Le 19. Marche déjà facilement; la jambe est forte.

Le 22. On applique l'appareil en cuir destiné à soutenir la jambe pendant quelque temps encore. La malade marche facilement.

Obs. III. (Inédite.) — M. Howse : Arthrite suppurée. Guérison.

Florence N..., âgée de 14 ans, entre le 17 mars 1875, salle Martha.

Enfant scrofuleuse, conjonctivites habituelles. Le gonflement du genou gauche a débuté à la fin de décembre. Le genou est enflammé, chaud ; les tissus qui environnent la rotule sont très-épaissis ; la jambe est dans l'extension, la flexion impossible. — Iodure de potassium. Infusion de gentiane. Extension.

Le 21. Le gonflement augmente.

7 mai. Fongosités enveloppant le genou et devenant plus volumineuses. Douleur au côté interne. Légère rotation en dedans. Température élevée.

11 juin. Le genou s'enflamme. (Glace.)A l'intérieur préparations de mercure et de perchlorure de fer.

Le 15. Le genou est ponctionné avec un gros trocart. (Pulvérisation phéniquée.) On retire environ 180 grammes de pus épais. Attelle posstérieure, glace.

Le 25. Pas d'amélioration. La résection est pratiquée par M. Howse. Pus abondant. Fongosités étendues du côté interne du fémur. Du même côté pus remontant le long du fémur. La synoviale est partout considérablement épaissie, pulpeuse ; d'énormes fongosités en partent, et recouvrent en partie les cartilages qui commencent à se ramollir. Les fibro-cartilages ont en grande partie disparu.

Les os sont peu atteints. Un petit point de carie en avant, entre les condyles du fémur.

Le pus s'est aussi fait jour en arrière dans l'espace poplité, sous le muscle poplité.

Le 26. P. 126. T. 37°,3. Nausées,

Le 27. P. 126. T. 37°,3.

Le 28. P. 114. T. 37°,4.

Le 29. P. 140. T. 38°,9. — Pansements tous les deux jours.

Le 30. P. 126. T. 38°,5. Plaie en bon état.

1er juin. P. 124. T. 37°,3.

Les jours suivants le pouls varie entre 120 et 140, la température reste au-dessous de 37°,6.

Le 12. T. 37°,8. Trouve que le bandage est trop serré.

Le 14. Se sent mieux.

Le 15. Température normale. La suppuration est très-faible, la plaie en bon état.

Le 22. Température et pouls normaux.

4 août. Bon état général; pas de fièvre ni de douleurs. Plaie presque complètement cicatrisée.

Obs. IV (Inédite.) — Howse : Rhumatisme chronique. Résection. Guérison.

P..., âgée de 21 ans, entre à Guy's Hospital pour un rhumatisme chronique ayant affecté presque toutes les articulations. Elle a été souvent exposée au froid et à l'humidité. Les poignets sont raides, déformés, ainsi que les articulations du cou-de-pied. Le genou droit est le plus atteint. La marche est impossible.

3 février. On essaie de donner une meilleure position au genou; mais la déformité est énorme et causée par un déplacement du tibia et du péroné en arrière.

M. Howse se décide à faire la résection. Incision transversale; la rotule adhérente au condyle externe est arrachée avec peine et enlevée; la synoviale est épaissie. Le tissu spongieux est mou et graisseux.

Appareil et pansement habituel. La température avant l'opération (midi), 99. P. 108. Après l'opération (5 h. 1/4), 95°,8. P. 112.

4 février, m. T. 36°,7. P. 128. Il s'écoule peu de sérosité.

Soir. T. 37°,1. P. 124.

Le 5, m. T. 37°,3. P. 128.

Soir. T. 37°,2. P. 118.

Le 6, m. T. 37°,2. P. 120. Quelques frissons.

Soir. T. 37°,1. P. 124.

Le 7. T. 37°,2. P. 112. Nuit très-bonne. La suture est enlevée.

Du 8 au 18. La température reste au-dessous de 98°,6. La malade est purgée deux fois. La plaie est très-peu douloureuse.

11 mars. Le pansement n'est plus fait que tous les deux jours, et à partir du 10 avril, deux fois par semaine.

15 mai. Attelle postérieure. La consolidation est très-avancée.

Le 27. On enlève l'attelle qui a causé quelques ulcérations légères.

8 juin. Commence à soulever la jambe et à l'exercer.

Le 16. Se lève.

Le 22. On électrise les muscles, la faiblesse de la jambe paraissant dépendre d'une atrophie des muscles.

8 juillet. Peut soulever la jambe sans aucun aide.

Le 16. La jambe devient de plus en plus forte; quelques ulcérations persistent dans le creux poplité.

4 août. La difficulté de la marche qui persiste est due surtout aux affections des autres articulations et à la faiblesse des muscles. Le genou est dans un état excellent.

Obs. V. — Howse : Guy's Hospital : Développement incomplet d'un condyle du fémur. Résection. Guérison. (*Reports*, 1875, p. 431.)

(Résumé.) Anne B.., 12 ans, entre dans la salle Charity, le 28 avril 1874. A 8 ans, après une rougeole, faiblesse très-grande dans le genou gauche; la faiblesse disparut après un traitement par le repos.

A 10 ans, a eu la coqueluche, et un mois après elle commença à se plaindre de la faiblesse de sa jambe droite, faiblesse qui l'empêchait de marcher. Des appareils de toutes sortes, le repos et le traitement interne n'amenèrent aucune amélioration.

A son entrée, l'enfant est pâle et a l'apparence scrofuleuse.

Lorsque l'enfant se tient debout, les pieds rapprochés et parallèles, on voit que le genou gauche occupe à peu près sa position normale; mais la jambe droite est fléchie au genou, de façon à former un angle de 160°, de telle sorte que le genou est écarté de celui du côté opposé par plus de 12 centimètres. Une courbure rachitique des tibias, peu prononcée d'ailleurs, rend encore la difformité plus apparente.

L'enfant étant couché, la jambe gauche peut exécuter les mouvements normaux de flexion. Si, au contraire, l'on fléchit la jambe droite, au moment où la jambe est à demi-fléchie sur la cuisse, une mobilité extraordinaire du tibia se manifeste. On peut alors tourner la jambe en dedans, de façon que le pied soit à angle droit avec sa position normale. La rotation en dehors s'exécute aussi plus librement que d'ordinaire.

L'enfant tombe à chaque instant, surtout lorsqu'elle veut se baisser. La difficulté dans la marche a beaucoup augmenté depuis quelque temps, une laxité anormale du genou gauche compliquant la difformité de l'autre jambe.

Après avoir obtenu le consentement de la mère, la résection est pratiquée le 1er mai. Opération comme d'ordinaire, incision transversale, rotule disséquée, etc.

On voit alors que le condyle externe du fémur est normalement développé, tandis que le condyle interne n'existe pour ainsi dire pas. M. Howse commence par scier, avec la scie de Butcher, une mince lame du tibia, puis scie le fémur. Le condyle interne était si mince, qu'on fut obligé, de ce côté, d'intéresser le cartilage épiphysaire. Le tibia, à la partie interne, dut être mis en contact avec le cartilage, ce qui causa de la suppuration et retarda la consolidation à la partie interne. Mais il était impossible d'éviter cette complication.

Un seul point de suture en avant, huile phéniquée et gaze phéniquée; puis la jambe est fixée dans le berceau de Salter. Pulvérisations phéniquées.

Le 2. Vomissements Injections de morphine.

Du 2 au 12, les pansements sont faits tous les jours, la sérosité souvent teinte du sang, s'écoulant abondamment. Température de 37°,8 à 38°,4, devenant à peu près normale à partir du 12. Le pouls resta fréquent beaucoup plus longtemps.

La principale difficulté, dans ce cas, provient de l'agitation de l'enfant. Malgré les menaces, elle se couchait continuellement sur le côté droit, surtout quand elle voulait dormir. Et l'étudiant qui la pansait, n'ayant pas disposé le berceau de telle façon que sa jambe pût tourner facilement, le fémur subit une rotation en dehors, tandis que la jambe restait fixée. Ce déplacement explique la perte de sang qui se produisit pendant quelques jours après l'opération. Le mal était fait quand on s'en aperçut, et il était trop tard pour reménier à la déviation.

La suppuration fut plus abondante et dura plus longtemps du côté interne.

20 juin. Les pansements se font tous les trois jours. Pus lié peu abondant.

15 juillet. Plaie ciratrisée.

Le 22. L'appareil à résection est enlevé; on laissa une simple attelle postérieure.

Cette attelle resta en place jusqu'au commencement de septembre. Mais, dès le 4 août, l'enfant put se lever et marcher avec des béquilles.

9 septembre. L'enfant est allée chez elle avec un appareil en cuir; elle peut marcher sans béquilles.

En décembre, elle a été revue, elle marche avec un bâton, dont elle se passe aisément. Le raccourcissement est d'environ 3 centimètres. La position du pied reste la même et donne un aspect disgracieux à la marcke. La mère de la petite opérée dit que c'est la jambe droite qui est la meilleure des deux.

Obs. VI. (Inédite.) — Howse : Résection et désarticulation de la hanche
droite. Double résection du genou gauche.

William K..., âgé de 7 ans.

Cet enfant subit, le 25 mars 1873, une résection pour une tumeur blanche de l'articulation de la hanche droite.

La suppuration continuant, le 2 janvier 1874, la désarticulation de la cuisse est faite.

5 mai 74. L'opération précédente ayant donné un excellent résultat, M. Howse est obligé de faire une résection partielle du genou gauche, pour une tumeur blanche datant de deux ou trois ans. Le fémur était très-malade, et on dut scier à deux reprises son condyle interne.

Après cette opération, l'enfant resta faible, et la plaie montra peu de tendance à la cicatrisation.

1er juillet. La plaie était à peu près cicatrisée et |la suppuration très-faible. Le genou est très-gros, très-difforme et douloureux.

7 août. La suppuration continue.

5 février. La consolidation n'est pas complète. Le gonflement a diminué. Deux trajets fistuleux persistent encore au côté interne, et une sonde arrive sur un point nécrosé.

Le tibia et le péroné sont déplacés en arrière et ont subi une rotation en dehors.

5 avril. On examine l'état de l'articulation sous le jet du pulvérisateur.

Le 27. Résection ; la rotule est enlevée, les extrémités osseuses sciées.

La rotule est cariée. Une union osseuse s'est faite sur un point entre le fémur et le tibia. Une portion d'os, de nouvelle formation, ayant à peu près 3 centimètres de long, est trouvée englobée au milieu de fongosités. Des matières caséeuses sont découvertes dans le tibia et le fémur, au milieu du tissu spongieux. Le cartilage a disparu complétement.

Le 28. P. 124. Temp. 37°,3. Nausées, frissons.

Le 29. P. 136. Temp. 37°,3. Se sent mieux.

Le 30. P. 128. Temp. 37°,5.

1er mai. P. 104. Temp. 37°,9.

Le 7. Le genou est rouge, les lèvres de la plaie sont écartées. P. 136. Temp. 37°,1.

Le 14. La cicatrisation avance du côté interne.

Le 21. Il reste, au côté externe, une cavité profonde, qui ne commence à se remplir que vers le 31.

Le 29. Pansement deux fois par semaine.

22 juillet. La cicatrisation est à peu près complète. L'enfant est en bon état ; il mange bien et reprend des forces.

Obs. VII. (Inédite.) — Howse : Résection. Mort (méningite).

Emily R..., 21 ans, domestique, entre à Guy's Hospital, le 3 février 1874. Le gonflement du genou a débuté, il y a six ans, sans cause apparente.

Peu de temps après son entrée, atteinte d'un érysipéle de la face, elle doit quitter le service pour aller dans une salle de médécine.

A sa réadmission, le genou est très-gonflé. Le tibia est déplacé en arrière, la jambe tournée en dedans ; les mouvements sont presque nuls.

Etat général satisfaisant.

Le 13. Résection. La première portion enlevée du tibia laisse à découvert un point malade. Une seconde portion est sciée. Pas de liquide dans l'articulation, mais beaucoup de fongosités jaunâtres. —Pansement habituel.

Après l'opération, l'état général et l'état de la plaie restent dans des conditions satisfaisantes jusqu'au 4 mars. Jusque-là, la température reste au-dessous de 37°.

4 mars. Vomissements. Maux de tête. Temp. 37°,6.

Le 5. Délire, cris, agitation. Temp. 40°,6.

Le 6. Douleurs de tête plus violentes, délire. Temp. 40°.

Le 7. Divague pendant la journée. Temp. mat. 39°,4. P. 116. R. 36. S. 40°,2.

Le 8. Assoupissement. Temp. 39°,5. P. 116. R. 36.

Le 9. Temp. 39°,7. P. 116. R. 33. La malade est pâle et faible. Diarrhée considérable ; pas de frissons ; délire.

Le 10. Temp. 39°. P. 116.

Le 13. Diarrhée arrêtée. La plaie est pansée comme à l'ordinaire et présente un état satisfaisant.

Jusqu'au 19, l'état de la malade (torpeur, délire, etc.) reste à peu près le même. A partir du 19, carphologie. Production d'eschares. Comme traitement, chloral, opium.

Le 20. Douleurs de tête très-violentes, pupilles contractées, ventre normal. Temp. 37°,8. P. 110.

Le 21. Prolapsus de la paupière gauche. Délire violent.

Le 25. Mort.

Autopsie. Epanchement séreux abondant à la base du crâne. La pie mère présente un grand nombre de fines granulations. Tubercule volumineux sur la pie-mère, au niveau du cervelet.

9 mai. Adhérences fibreuses solides entre les surfaces du fémur et du tibia.

OBS. VIII. (Inédite.) — Howse : Résection du genou gauche. Gangrène de la jambe droite. Mort.

Rebecca T., 10 ans, entre à Guy's Hospital, pour une arthrite du genou gauche survenue six semaines avant son admission ; pas de traumatisme.

Le genou est très-gonfté, douloureux, fléchi à angle droit. La jambe a subi une légère rotation en dehors. Les os, à quelque distance de l'articulation, ne paraissent pas gonflés.

Pendant quelques jours on emploie l'immobilisation.

10 mai. Résection. Le condyle externe et la partie correspondante de la rotule sont très-malades, le reste est presque normal.

Pansement et appareils habituels.

Pour empêcher la petite malade de remuer, on applique un bandage ouaté à la jambe droite, et on pratique l'extension sur cette jambe à l'aide d'un poids.

Le 14 mai. M. Howse demande à voir la jambe droite, dont la malade souffre beaucoup (jambe non opérée). Le pied est froid et insensible, la gangrène semble imminente. Les poids et l'appareil ouaté sont enlevés.

Temp. 39.6. P. 132.

Le 17 mai. La jambe gauche est en bon état. La sensibilité des orteils et du pied à droite est toujours abolie.

Le 21. La face est congestionnée. Eschares à la fesse.

Les jours suivants, la gangrène fait des progrès sensibles, et la ligne de séparation entre les parties saines et gangrénées se fait au-dessous du genou. Odeur nauséabonde.

Le 31. Le cou devient raide ; la malade ne peut ouvrir la bouche ; les sterno-mastoïdiens sont contracturés, ainsi que les muscles des parois abdominales. L'affaiblissement augmente.

Tous les symptômes s'aggravent jusqu'au 4 juin. A ce moment la malade est dans une faiblesse excessive. Elle succombe à 9 heures du soir.

Pas d'autopsie.

Obs. IX. (Inédite.) — Howse.

Fréderick L., âgé de 10 ans, entre le 24 septembre 1872 à Guy's Hospital, pour une affection du genou gauche datant de six ans, et occasionnée par une chute. Il a été traité par l'emploi de divers appareils; il ne peut se servir de sa jambe.

Au moment de l'admission le tibia a subi un léger déplacement en arrière et en dehors; gonflement et douleur.

1er novembre. Résection. On met trois points de suture.

Le 9 novembre. La température, un peu élevée depuis l'opération, redevient normale, en même temps que la santé générale se rétablit complètement. La plaie a bon aspect.

Le 30 novembre. Pansement tous les trois jours.

12 juin. L'appareil est enlevé (la consolidation ne s'étant pas effectuée plus tôt). Le malade peut soulever sa jambe en s'aidant quelque peu avec les mains.

Le 14. Sort de l'hôpital. Marche assez facilement.

2 juillet. En bon état.

Obs. X. (Inédite.) — Howse.

Elisabeth W..., 21 ans, reçue le 7 février 1872. Début de la maladie (genou gauche), il y a dix ans. à la suite d'une chute. Trait. extension, appareils, trait. général.

A l'entrée de la malade, la tête du tibia a subi un déplacement considérable en arrière et en dehors. La rotule est immobile. Douleur seulement de temps à autre. Raccourcissement : un centim. et demi.

Les mouvements communiqués sont peu étendus, la jambe ne peut rendre aucun service.

28 février. Résection.

2 avril. Douleur persistante; suppuration grisâtre.

Le 12. Un appareil d'une forme différente est appliqué (attelle externe et interne), une eschare s'étant formée sous l'appareil.

Le 26. Peut remuer un peu la jambe.

9 mai. Un séquestre a été trouvé dans le pansement.

29 juin. Gonflement bien moindre.

1er juillet. Etat général satisfaisant; jambe droite et solide; plaie réunie. Le pansement de Lister est depuis longtemps supprimé.

Août. Erysipèle.

8 novembre. Il reste toujours quelques trajets fistuleux. M. Howse réunit deux d'entre eux par une incision.

21 décembre. Suppuration presque nulle.
24 janvier. Marche facilement.
Le 29. Suppuration tarie. Membre utile.

Obs. XI. — *Med. Times*, 12 mars 1870.

Une première résection a été pratiquée il y a deux ans; la jambe est devenue saine et utile. Mais des trajets fistuleux se sont reformés, et ils conduisent dans une cavité située au niveau du point de jonction entre les os. L'union entre les os reste ferme. M. Henry Smith rouvrit l'incision, et enleva l'os malade de la cavité en question. Le malade guérit rapidement; il quitta l'hôpital au bout de trois semaines, avec une jambe très-solide, quoique fléchie en dehors.

Obs. XII. — (Sydney Jones, *St-Thomas, Hosp. Reports*, 1870.) Tumeur blanche. Séquestre dans la tubérosité interne du tibia. Guérison. (Résumé.)

Marie Anue G..., 29 ans, admise le 25 mars 1865. Dix ans avant douleur s'accompagnant bientôt de gonflement dans le genou gauche. Pas de coup, ni de chute. A la partie interne de l'articulation on pouvait sentir un corps petit, rond et dur, qu'il fut plus tard impossible de découvrir. Depuis un an, appareils, vésicatoires. Amélioration passagère, puis aggravation et subluxation des os.

A l'entrée de la malade, déformation considérable du genou. Epaississement énorme de la synoviale et des parties molles, les os semblant moins affectés, sauf la tuberosité interne du tibia, très-élargie et douloureuse à la pression. Déplacement du tibia en arrière et un peu en dedans. Rotule fixée au fémur, jambe à demi fléchie, sans mouvements possibles. Etat général satisfaisant.

19 avril. Résection. Rotule adhérente au fémur. Dans la tuberosité interne du tibia, cavité du volume d'une noix, remplie de pus concret, portion de séquestre. Autour de cette cavité le tibia et le fémur sont dénudés et très-altérés. Résection des surfaces du fémur et du tibiat et de la partie inférieure de la rotule.

Les deux ou trois premiers jours après l'opération, pouls variant de 120 à 144.

23 avril. P. 112, suppuration aux côtés interne et externe.

L'appareil est changé six semaines après l'opération, et à ce moment l'union est déjà solide.

13 juillet. Moins de trois mois après l'opération, la malade peut marcher avec un appareil de cuir.

Depuis, la jambe est restée droite, avec un raccourcissement de deux centimètres et demi. La malade peut faire plusieurs milles et marche avec aisance.

Obs. XIII. — (Sydney Jones, *St-Thomas Hosp. Reports*, 1870). Tumeur blanche. Ankylose incomplète. Cavité séquestrale ne communiquant pas avec l'articulation. Guérison. (Résumé.)

Agnès Newcomb, 17 ans, couturière, admise le 18 août 1867.

Souffre du genou droit depuis plus de six ans; ne peut donner de renseignements sur le début. Parents en bonne santé. Elargissement du genou, dû surtout au gonflement des parties molles; ankylose incomplète, mouvements très-limités. Le tibia est déplacé en arrière, avec un peu de rotation en dehors. Tout mouvement imprimé à l'articulation cause une douleur violente, rapportée au côté interne. De temps en temps la maladie prend une marche aiguë; la douleur, le gonflement augmentent. Soubresauts la nuit, pas de fistule. La jambe ne peut être mue sans l'aide des mains.

Trait. Pendant trois mois, extension, immobilisation, vésicatoires. Amélioration, excepté pour la douleur et le gonflement au côté interne. La malade dit qu'elle a déjà bien des fois éprouvé cette amélioration, et elle demande quelque chose de plus radical.

Santé assez bonne.

18 novembre. Résection. Le genou est fléchi avec peine. Les ligaments croisés sont à peine reconnaissables; presque partout il y a tendance à la guérison et à l'ankylose. Sur la partie externe du tibia, cavité à peu près comblée par du tissu fibreux; sur la face opposée du fémur (condyle interne) cavité renfermant un séquestre, du volume d'une aveline, mis au jour par la scie, et dont on ne pouvait soupçonner l'existence.

Le 19. Temp. 37,9.

Le 28. Pus de bonne nature, s'écoulant du côté externe. Le reste de la plaie est réuni.

3 février. Tout est cicatrisé, la consolidation achevée. Appareil en cuir.

4 mars. Jambe ankylosée et solide; raccourcissement 9 centimètres. 6 centimètres de raccourcissement existaient avant l'opération.

Marche facile, en boitant légèrement. Pas de douleur.

Obs. XIV. (Sydney Jones, *St-Thomas Hosp. Reports*, 1871.) Tumeur blanche chez un phthisique. Résection. Guérison.

Henry W..., 30 ans, pharmacien, entre le 28 avril 1871. Le genou gauche a gonflé et est devenu douloureux depuis cinq ans, sans cause connue. Il pouvait exercer sa profession, mais sa jambe était raide, parfois gonflée et douloureuse. Tousse depuis longtemps (phthisie).

A son entrée, le malade est faible, le genou gonflé surtout du côté droit. Légère flexion; mouvements très-limités et douloureux; la douleur est violente quand on presse les surfaces articulaires l'une contre l'autre. Soubresauts la nuit, quelquefois.

5 mai. Le Dr Peacock examine le malade et trouve de l'induration aux deux sommets, surtout à droite; à son avis l'opération peut être fait.

Le 15. La douleur se localise au côté interne et surtout externe de la tête du tibia. C'est ce point qu'on regarde comme le siége de la lésion. Santé générale meilleure.

17 mai. Résection. Rotule saine, laissée en place. La section découvre un séquestre conique sur la partie externe de la tête du tibia (3 centimètres de long sur 2 de large). On fait sauter les parois de la cavité afin que le pus puisse s'écouler.

T. 39°. P. 120.

Le 22. Les symptômes du côté de la poitrine ne s'aggravent pas. On fait une incision au côté externe du genou au niveau de la tête du tibia, où du pus s'est collecté.

Le 31. Dort bien, l'appétit revient.

4 juillet. L'appétit est enlevé; la consolidation n'est pas complète.

Le 26. Elle est maintenant achevée. La suppuration est presque nulle. Appareil en cuir.

Au mois de décembre, le malade marchait facilement sans l'aide de bâton ni de béquilles. Plaie entièrement cicatrisée. La santé était excellente « Capital. »

Obs. XV. — (Sydney Jones, *St-Thomas Hosp. Reports*, 1874). Tumeur blanche. Ramollissement du tissu spongieux. Guérison. Résumé.

Jane G..., 13 ans, entré le 5 octobre 1871.

Il y a deux ans, le genou gauche commença à gonfler sans cause apparente. Il put encore marcher pendant trois mois, puis l'affection augmenta de gravité. Depuis deux mois, douleur violente.

La jambe est fléchie, le tibia déplacé; le condyle interne du fémur est très-saillant, sensation d'empâtement à ce niveau. Santé générale pas trop mauvaise.

18 octobre. Résection. Les cartilages sont détachés ou disparus. Sur les condyles, en avant, carie superficielle. Fongosités abondantes. Le tibia est recouvert de granulations molles. Après l'avoir scié, on constate que le tissu spongieux est rare, infiltré de graisse, peu vasculaire et se brisant à la moindre pression des doigts. Appareil habituel.

Les accidents qui suivent l'opération sont à peu près nuls.

1er décembre. L'appareil est enlevé. La consolidation n'est pas achevée. Appareil de cuir.

Peu de jours après, l'enfant peut marcher avec l'aide de béquilles.

2 février. La jambe est très-solide. Depuis, l'enfant est resté en bonne santé.

INDEX BIBLIOGRAPHIQUE

Filkin, 1762, in Jeffrey Excis, of carious Joints, 1806.

Park. Account on cutting out the articulating end of the Elbow and Knee Joints, 1784. Account of method of treating diseases of the Knee and Elbow, 1788.

Moreau père. Observat. prat. relatives à la résection des articulations. Thèse inaug. Paris, 1803.

Wachter. De articulis extirpandis. Gröningen, 1810.

Moreau fils. Essai sur la résection des os. Paris, 1816, et Dict. des sciences méd., art. Résection.

Crampton (Ph.). Dublin Hospital Reports, t. IV, 1823.

Syme. Excision of Joints, 1831. Edinburgh Monthly journal July, 1853, p. 89.

Textor. Die Wiedererzengung des Knocken nach Resectionen, 1832.

Coulon. De la carie. Wurtzbourg, 1833.

Richet. Des opérations applicables aux ankyloses. Thèse de concours, 1850. — Bullet. de l'Académie méd., 1869.

Esmarch (Fried). Die Resectionen nach Schusswunden. Kiel, 1851.

Smith (Step.). New-York Journ. of med. Sciences, 1852.

Fergusson (W.). Lancet, 16 avril 1853. Braithwaite's restrospects of medicine, 1864.

Archiv. gén. de med., 1853, déc.

Fuch. Dissertatio ; Würzburg, 1854.

G.-M. Jones. Med. Chirurg. Transact., 1854, p. 63.

Mackenzie. Reports of the medico-chirurgical Society of Edinburgh et Association Medical Journal, 10 mars 1854. — Monthly, Journ. of Med. Sciences, 1856.

Smith. Med. Times and Gazette d., 26 mai 1855, et Méd. Times, 1863-64.

Hutchinson (Jonath.). Méd. Times, 1856, 15 mars, Lancet, 1861, p. 386 ; Med. Times, 1er juillet 1871.

Hodges. Excision of the Knee Boston ; 1861.

Butcher. Dublin Quarterly Journal of Med. Sciences, 1855-1857. — Essays and Reports on Operative and Conservative Surgery. Dublin, 1865.

Canton (Edw.). Dublin Quarterly Journal of Med. Sciences, 1861, t. 31. Lancet, 1862, t. II.

Heyfelder. Traité des résect. et amput. Strasbourg, 1863.

Le Fort. Mém. de la Société de chirurg., 1864.

Price. Excision of the Knee, 1866.

Tournier. De la résection du genou. Thèse de Strasbourg, 1865.

Doutrelepont, Schmidt's Jarhbücher, 1866.

Ollier. Traité sur la régén. des os, 1867.

Sedillot. Gaz. med. de Strasbourg, 1867, et contrib. à la chirurgie, 1868, Paris, t. II, p. 224.

Holmes Coote. On Joints Diseases, 1867.

Watson (P.-H.). Edinburgh méd. Journ., 1867.

Langenbeck. Ueber die Schussfracturen der Gelenke. Berlin, 1868.

Konig. Arch. f. Klin, Chirurgie, 1867-1868.

Read. Statistik der Resectionen, 1868, Iéna.

Penières. Des résections du genou. Thèse de Paris, 1869.

Butcher. Bristish Med. Journal, 1868, avril.

Humphry. Med. Chirurg. Transact., 1869, p. 13.

Swain. Injuries and Diseases of the Knee Joint. London, 1869.

Henry Lee. Med. Chirurg. Transact., 1869.

Bryant. British Med. Journal, 1er janv. 1870. Plusieurs articles de cet auteur sur les tumeurs blanches et leur traitement. Med. Times, 1869 et 1870.

E. Watson. Glasgow Royal Infirmary Reports, 1870, p. 307.

Packard. American J. of Med. Sciences, juillet 1870.

Lund. Manchester Medic. Records, 27 août 1872.

Knight Treeves Lancet, 30 septembre 1871 et 7 oct. 1871.

Morton. Americ. Journ. of Med. Sciences, 1871, p. 325.

Gant. Lancet, 13 mai et 2 juin 1871.

Sydney Jones. Saint-Thomas Hospital Reports, 1870, 1871, 1873.

Holmes. British Med. Journal, 12 octobre 1872, Syst. of Surgery, vol. V; Surgical Treatment of Children's Diseases, 1868.

Dublin Journal of Med. Sciences, nov. 1872.

Berliner Klinische Wochenschrift, avril 1873.

Panas. Dict. med. et chirurg. prat. Art. genou, 1872.

Metzler, Archiv f. Klinische chirurgie, XVe vol. 1er liv. p. 29.

Merkel, Deutsche Zeitschrift f. chirurgie, Oct.-1874.

Irish Hospital Gazette, 1873, p. 339.

Bryk. Beitrage zu den Resectionem. Lengenbeck's. Archiv. 1873.

Christopher Heath. Med. Times, 1874.

David Cheever. Boston Med. and Surg. Journal, mars 1874.

Howse. Guy's Hospital Reports, 1875, p. 431. Consulter aussi Chassaignac, traité théorique et pratique des opér. chirurg., et les traités classiques de chirurgie.

A. Parent, imprimeur de la Faculté de Médecine, rue Mr-le-Prince, 31

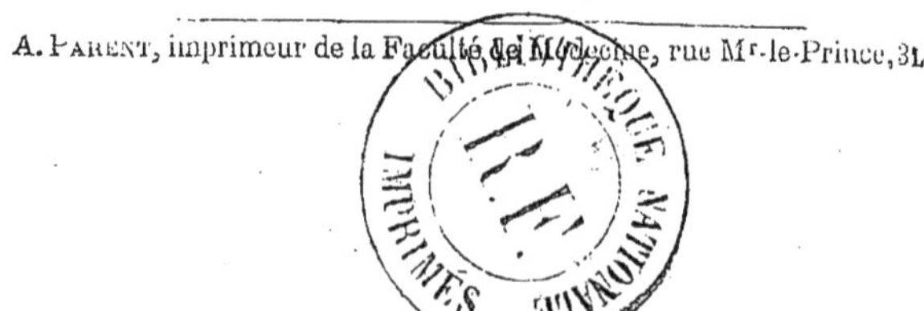

Clinique médicale, par le docteur Noël GUENEAU DE MUSSY, médecin de l'Hôtel-Dieu, membre de l'Académie de médecine, etc., 2 vol. in-8............ 24 fr. »

Des névroses menstruelles ou la menstruation dans ses rapports avec les maladies nerveuses et mentales, par le docteur BERTHIER, inspecteur-adjoint des aliénés de la Seine, médecin expert près le tribunal civil, 1 vol. in-8............ .... 5 fr. »

Manuel de prothèse ou de mécanique dentaire, par O. COLES, chirurgien-dentiste à l'hôpital spécial de Londres, traduit par le docteur G. DARIN, 1 vol. in-8, 150 figures dans le texte............ .... 6 fr. »

Leçons sur les maladies du système nerveux. faites à la Salpêtrière, par le docteur CHARCOT, professeur à la Faculté de médecine de Paris, recueillies et publiées par le docteur BOURNEVILLE, 1 vol. in-8, avec 25 figures dans le texte et 8 planches en chromolithographie; le vol. cartonné............ .... 10 fr. »

Deuxième partie, — 1er fascicule : Anomalies de l'ataxie locomotrice; 2e fascicule : De la compression lente de la moelle épinière. In-8, avec 2 planches, prix de chaque fascicule............ .... 2 fr. »

Troisième partie, — Des amyotrophies spinales, in-8. avec fig. et pl.... 4 fr. »

Traité pratique des maladies du cœur, par FRIEDREICH. Ouvrage traduit de l'allemand par les docteurs LORBER et DOYON. 1 v. in-8 cartonné........ 10 fr. »

Leçons sur le strabisme, les paralysies oculaires, le nystagmus, le blépharospasme, etc., professées par F. PANAS, chirurgien de l'hôpital Lariboisière, professeur agrégé à la Faculté de médecine de Paris, chargé du cours complémentaire d'ophthalmologie, etc., rédigées et publiées par G. LOREY, interne des hôpitaux; revues par le professeur, 1 v. in-8, avec 10 fig. dans le texte. 5 fr. »

Traité de médecine légale et de jurisprudence médicale, par LEGRAND DU SAULLE, médecin de l'hôpital de Bicêtre (service des aliénés), médecin expert près les tribunaux, etc. 1 fort vol. in-8............ .... 18 fr. »

Des vues longues, courtes et faibles, et de leur traitement par l'emploi scientifique des lunettes, par SOELBERG WELLS. professeur d'ophthalmologie à King's College, de Londres, etc., ouvrage traduit sur la 4e édition par le docteur G. DARIN. 1 vol. in-8, avec figures............ .... 4 fr. »

Traité élémentaire des maladies de la peau, par A. GAILLETON, ex-chirurgien en chef de l'Antiquaille, chirurgien en chef des Chazeaux (maladies cutanées et vénériennes). 1 vol. in-8............ .... 6 fr. »

Maladies de l'oreille, nature, diagnostic et traitement, par le professeur JOSEPH TOYNBEE, avec un supplément par JAMES HINTON, chirurgien auriste à Guy's hospital, traduit et annoté par le docteur DARIN. 1 vol. in-8, avec 99 figures dans le texte. 8 fr. 50

Manuel médical des eaux minérales, par le docteur LE BRET, médecin-inspecteur honoraire des eaux de Baréges, président de la Société d'hydrologie médicale de Paris. 1873-74, etc., 1 vol. in-12............ .... 5 fr. 50

Clinique médicale des affections du cœur et de l'aorte, observations de médecine traduites de l'anglais par le docteur BARELLA, membre de l'Académie royale de médecine de Belgique, etc. (le tome Ier est en vente, le tome II paraîtra prochainement), in-8............ .... 6 fr. »

Étude clinique de la phthisie galopante, preuves expérimentales de la non-spécificité et de la non-inoculabilité des phthisies, par le docteur METZQUER ; ouvrage précédé d'une préface de M. le professeur FELTZ, in-8 .... 4 fr. »

Des infiniment petits rencontrés chez les cholériques, étiologie, prophylaxie et traitement du choléra, avec planches micrographiques, par le docteur G. DANET. 1 vol. in-8............ .... 5 fr. »

La pierre dans la vessie, avec indications spéciales sur les moyens de la prévenir, ses premiers symptômes et son traitement par la lithotritie, par WALTER J. COULSON, chirurgien à St-Peter's Hospital, pour la pierre et les autres maladies des organes urinaires. Traduit de l'anglais par le docteur H. PICARD. In-8............ .... 3 fr. »

Histoire de la vaccination. Recherches historiques et critiques sur les divers moyens de prophylaxie thérapeutique employés contre la variole depuis l'origine de celle-ci jusqu'à nos jours, par le docteur E. MONTEILS, médecin des épidémies. 1 vol. in-8. .... 7 fr. »

Paris — Typ. A. PARENT, imprimeur de la Faculté de Médecine, r. M.-le-Prince, 29-31

www.ingramcontent.com/pod-product-compliance
Ingram Content Group UK Ltd.
Pitfield, Milton Keynes, MK11 3LW, UK
UKHW020932120726
13693UKWH00003B/1284